Dr. h.

AF842067

Kleine Fibel der

NATUR KUNDE

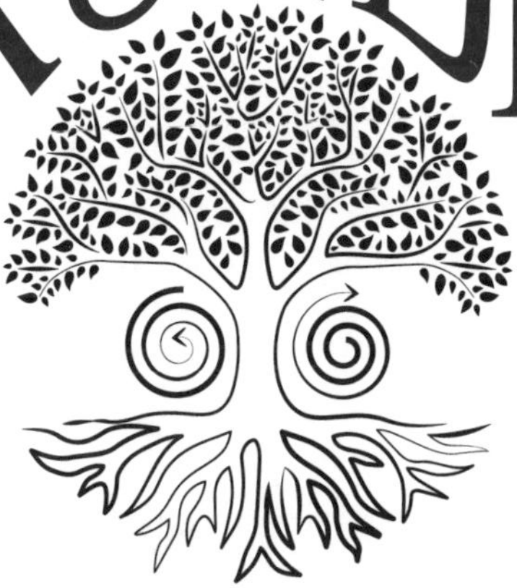

J

Die Ratschläge in diesem Buch sind vom Autor und dem Verlag sorgfältig erwogen und geprüft. Dennoch kann eine Garantie nicht übernommen werden. Sie sollen bei bestehenden Krankheiten auch nicht den Besuch eines Arztes oder Heilpraktikers ersetzen.

Eine Haftung des Autors bzw. des Verlages und seiner Beauftragten für Personen-, Sach- und Vermögensschäden ist ausgeschlossen.

Die Deutsche Bibliothek – CIP-Einheitsaufnahme
Dr. h. c. Jentschura, Peter
Kleine Fibel der Naturkunde
(Schöpfung, Schöpfungsverständnis, Naturverständnis, Naturgesetze, Hochachtung der Natur, Omnimolekularität, Sauerstoff, Regenerierung, Kosmos, Körper, Stoffwechseltypen, Vitalität, Säure-Basen-Balance)

1. Auflage Oktober 2022

© Verlag Peter Jentschura · Printed in Germany
Alle Rechte, insbesondere das der Übersetzung in fremde Sprachen, der Vertreibung durch Presse, Rundfunk und Fernsehen, Fotokopie, Mikrokopie, der Aufnahme auf Tonband, Schallplatte sowie sämtliche digitalen Tonträger und Formate, auch auszugsweise, sowie der Veröffentlichung in Buchform, vorbehalten.

Inhaltsverzeichnis

Kapitel III:
DER MENSCHLICHE KÖRPER

Liebe Leserin, lieber Leser,

„Die Kraft liegt im Groben" hat Paracelsus, der große Arzt und Gelehrte des Mittelalterns, für seine Zeitgenossen und seine Nachwelt formuliert.

Diese Fibel möchte auf einige grobe Faktoren unseres Lebens und unseres menschlichen Seins hinweisen, von denen ich glaube, dass sie in unserem Leben wirksam sind und dass ihre Kenntnis verhaltensleitend sein sollte. Wir sind so detailliert und präzise geworden, dass wir Schwierigkeiten haben, alles wieder in einen größeren Sinn- und Wirkzusammenhang zu bringen. Wir übersehen, dass alle kleinen Einzelheiten ohnehin Teil dieser größeren Zusammenhänge sind – unabhängig davon, ob wir es nun sehen oder nicht.

Grobe Faktoren unserer Identität sind beispielsweise unsere Staatsangehörigkeit, Religions- oder Geschlechtszugehörigkeit. Diese Faktoren haben ohne Zweifel einen strukturierenden Einfluss auf die Menschheit und auf Gesellschaften und das Leben des Einzelnen. Die Zugehörigkeit zu größeren Gruppen oder Strukturen bedeutet, dass wir definierende Merkmale mit Millionen anderer teilen.

Ebenso gibt es auch grobe Faktoren für unsere Gesundheit, die wir mit vielen Angehörigen der Spezies Mensch gemeinsam haben, und die eine wichtige Rolle in unserem Leben spielen. Diese Faktoren beziehen sich auf die Versorgung unseres Organismus, seine Reinhaltung und Reinigung sowie seine Regenerierung.

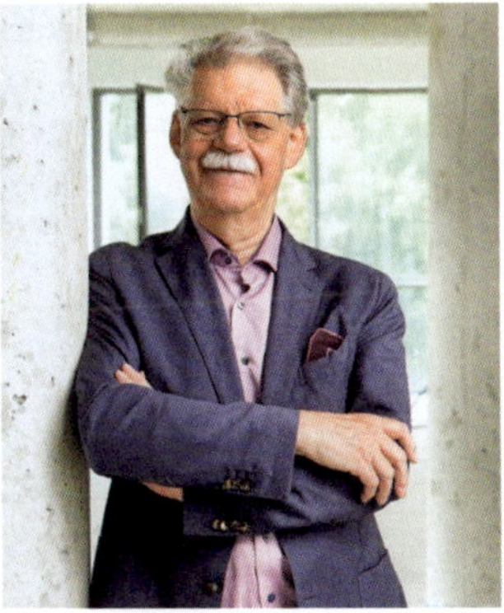

Dieser groben Struktur lassen sich viele Verhaltensweisen zuordnen, von denen in dieser Fibel die Rede sein wird.

In diesem Buch möchte ich meine für ein erfolgreiches und zugleich gesundes Leben von mir für grundlegend befundene Grundsätze, Erfahrungen und Erkenntnisse vermitteln. Da ich immer wieder nach meinen Erfolgsrezepten des Lebens und der Gesundheit gefragt werde, fühle ich mich ermutigt, dazu etwas zu sagen. Meine Erfolgsrezepte und meine eigene Gesunderhaltung folgen dabei sehr ähnlichen Grundsätzen. Denn sie sind zwei Seiten ein und derselben Medaille: der geistigen und körperlichen Leistungsfähigkeit. Daher wird im Folgenden auch von beidem die Rede sein.

Ich hoffe, dass die Lektüre Sie zu einem Verhalten inspiriert, aus dem Gesundheit und Lebenserfolg ersprießen. Ich wünsche mir auch, dass diese Fibel einen Beitrag zur ethischen Höherentwicklung unserer Naturanschauung leistet. Diese ist z. Zt. geprägt von Gleichgültigkeit, sogar von Verachtung gegenüber der Natur.

Meine jahrzehntelange Naturbeobachtung hat mich immer wieder zu stiller Bewunderung der Natur und zur Akzeptanz ihrer Erscheinungsformen veranlasst. Dieser Bewunderung werde ich im Folgenden versuchen, so gut es geht, Ausdruck zu verleihen. Die Bewahrung der Gesundheit von Mensch, Tier und Pflanze, die Bewahrung der Natur und ihrer Natürlichkeit sind dabei meine Leitgedanken, ebenso wie die Suche nach Wissen und tieferer Erkenntnis.

Von ebendiesen Leitgedanken ist auch meine unternehmerische Tätigkeit geprägt, so dass ich mich entschieden habe, eine Akademie als Ort des Austauschs und Lernens ins Leben zu rufen. Ich möchte dort Raum für spannende Fragen schaffen, von denen mir einige bereits seit längerer Zeit auf der Seele brennen. Die vorliegende Fibel soll Einladung zum Nachdenken über diese Fragen sein, die ich in einen größeren Kontext von Naturphilosophie stellen möchte, den ich NaturKunde nenne.

Der Begriff NaturKunde soll sowohl einen subjektiven als auch ganzheitlichen Ansatz der Beobachtung zum Ausdruck bringen und sich dadurch respektvoll von der Naturwissenschaft differenzieren. Die respektvolle Hochachtung für die Leistungen und die Intelligenz der Natur ist die zugrundeliegende Haltung dieser NaturKunde und damit von der empirischen, aber eben rein menschgemachten Wissensermittlung unterschieden. Von letzterer würde ich mir manchmal wünschen, dass auch der Respekt vor den oftmals nicht bis ins letzte erklärbaren Zusammenhängen etwas ausgeprägter wäre. Aber alles hat seinen Wert, alles hat Vor- und Nachteile.

Die „Fakultät NaturKunde" sieht unseren Planeten Erde als Paradies, als Ort der Entfaltung, der Chancen und Belohnung richtigen Verhaltens, auf das ich im Folgenden zu sprechen kommen werde. Uns Menschen kommt die Aufgabe zu, dieses Paradies zu hegen und zu pflegen und die Natur als eine unserer Spezies wohlgesonnene Ausprägung der Schöpfung zu begreifen – weniger poetisch ausgedrückt, als unserer ökologischen Nische. Als eine Umwelt voller Symbionten, die uns ernähren und entwickeln, die uns mit den unterschiedlichsten Maßnahmen und mit ihren kleinen und großen Wesenheiten hilfreich in unserer Entwicklung begleiten und fördern.

Insofern ist die Fakultät der NaturKunde ein Diskurs, in welchem die Hochachtung vor der Natur und ihren Erscheinungsformen als ebenso grundlegend vorausgesetzt wird wie der Respekt vor der Individualität aller Wesenheiten, einschließlich, also nicht nur des Menschen – wie es dem Grundsatz „Vom Groben ins Kleine" entspricht.

Ich wünsche Ihnen viel Lesevergnügen und hoffentlich auch einige überraschende Einsichten und Denkimpulse. Vor allem wünsche ich Ihnen natürlich Gesundheit, Lebensfreude und Lebenserfolg und einen frohgemuten Stolz auf Ihren Körper und Geist, auf Ihr Wesen, das im Kanon der Spezies Mensch und im Kanon aller Lebewesen trotz aller „grober" Zugehörigkeit auch individuell und einzigartig ist.

Ihr

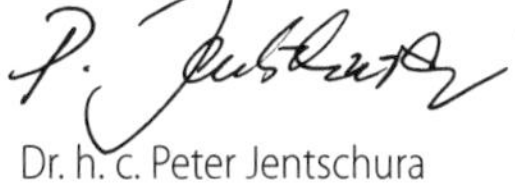

Dr. h. c. Peter Jentschura

Kapitel I

DIE SCHÖPFUNG

1. Die Schöpfung

Die NaturKunde betrachtet alle materiellen und immateriellen Erscheinungsformen als integrale Wesenheiten oder Prozesse der Schöpfung. Sie alle sind mit Geschlechtlichkeit und mit dieser Kraft ausgestattet, neues Leben und neue Wesenheiten in der „Geschlechter unendlicher Kette" zu zeugen, wie schon Johann Wolfgang von Goethe, der große Naturbeobachter, formuliert hat.

Das Ewige Leben von Menschen und den anderen Wesenheiten der Schöpfung ist eine ewige Pumpe, die Schöpfungspumpe. Es ist ein gleicher Rhythmus wie beim Atmen zu beobachten, ein lebenslanger Wechsel zwischen Einatmung und Ausatmung. Schauen wir uns den Verlauf unseres Lebens an. Das Einatmen entspricht dem energetischen Regenerierungsvorgang im Jenseits. Das Ausatmen ist das Verleben dieser Energie, die Verausgabung unserer Kräfte während der Inkarnation. Nach dieser Verausgabung haben wir eine mehr oder weniger lange Pause verdient, in der wir unsere Lebenskraft und unseren Lebenswillen regenerieren, in der wir unsere Erfahrungen verarbeiten und uns auf die nächste Inkarnation vorbereiten können. **Diese Pumpe taktet im ewigen Wechsel zwischen energetischer Vereinnahmung im Jenseits und energetischer Verausgabung im Diesseits.**

Die NaturKunde betrachtet die Schöpfung als das Werk und Wirken der beiden ewig gebenden und ewig nehmenden Schöpfungskräfte. Deren ewig gebende Kraft ist die weibliche Kraft, und deren ewig nehmende Kraft ist die sogenannte männliche Komponente. Es ist der Schöpfer, der ewig schöpft und nimmt. Er ist vom Stamme NIMM. Es gibt keine Schöpferin, es gibt nur eine Geberin. Das ewige Geben ist die Gabe. Es ist die Erdmutter Gaia, die in der Antike fast diesen Namen „Gabe" trug. Sie ist die Kraft und die Göttin des Stammes GIB.

Die NaturKunde sieht den Menschen voller Stolz darauf, ein Mensch und damit ein integraler Bestandteil der großen Schöpfung zu sein. Integrale Bestandteile, das sind der Wal und der Maikäfer, Bakterien, Insekten und Vögel. Sie alle sind, folgt man der Einsicht des großen griechischen Philosophen Aristoteles, „Ideen der Gottheit". In einer uns nicht einsehbaren Ideenschmiede und göttlichen Werkstatt werden alle die großen und kleinen Wesenheiten von den kleinsten subatomaren Strukturen bis hinauf zur großen Zentralsonne unserer Galaxien geschaffen. Die NaturKunde schaut voller Ehrfurcht sowohl in die kleinsten Fraktale des Mikro- wie in die größten Strukturen des Makrokosmos. Sie betrachtet voller Bewunderung alle geschaffenen Wesenheiten der großen Schöpfung. Sie bemüht sich hegend und pflegend um deren Existenz und Weiterentwicklung. Sie respektiert das Gesetz des ewigen Vergehens, der folgenden Regenerierung und ihrer Wiederkehr. Dieser Wiederkehr von uns Menschen in immer neue Inkarnationen unseres Geseels in einen neuen Körper können unterschiedlich lange Verweildauern in der regenerierenden Dimension der Inanimation vorangehen.

Die NaturKunde betrachtet die Schöpfung als eine ewige und fortwährend tätige geist-energetische Wirkenergie. In dieser wirkt, wie in allen Wesenheiten, die sie geschaffen hat, die ihr selbst innewohnende und auf ihre Geschöpfe übertragene expansive und impansive Geschlechtlichkeit.

2. Geschlecht ist in allem

„Geschlecht ist in allem!" ist einer der wichtigsten Hermetischen Lehrsätze. Er bedeutet, dass Geschlechtlichkeit nicht nur in der Materie, sondern auch in allen Energien und sogar in der Schöpfungsenergie selbst vorhanden und wirksam ist.

Dieses parallele Vorhandensein in der Schöpfungsenergie bedingt einen ewigen Wechsel der von der Schöpfung geschaffenen Wesenheiten im Wechsel zwischen Materialisierung und Energetisierung. Diesen Wechsel beobachten wir bei den Kosmen, den kleinsten Zellen des Alls, im ewigen Wechsel zwischen IntraNovae, den Schwarzen Löchern des Weltalls, und den ExtraNovi, den Geburten neuer Kosmen.

Dieses Wechselspiel beobachten wir in unserem eigenen Leben zwischen unserer Existenz in carne, also während der Zeit unserer Inkarnation als Wesen von „Fleisch und Blut" und unserem Dasein in animo, also während unserer immateriellen Inanimation im Jenseits. Dieses Jenseits begreift die NaturKunde als Regenerierungszeit bzw. als Regenerierungsinstitution unseres Geist-Seele-Gespanns, unseres Geseels. In der Naturbetrachtung des Alten Rom finden wir eine beglückende Parallele zu dem „Geseel" der NaturKunde. Das Alte Rom gebrauchte für dieses Hengst-Stute-Gespann einen einzigen Begriff, den allerdings einmal in seiner männlichen und einmal in seiner weiblichen grammatischen Form. Dieses Gespann hieß in Rom „animus et anima". In Anlehnung an diese Begrifflichkeit betrachtet die NaturKunde das Jenseits als die Phase der Inanimation unserer Wesenheit.

Auch unsere Geistigkeit, unsere Gedanken- und Phantasiewelt sind zweigeschlechtlich. Da haben wir sie bereits, die Zweigeschlechtlichkeit, mit den beiden Begriffen von Gedanken und Phantasie. Oder nehmen Sie die Begriffe von Geist als männlicher Komponente und Seele als weiblicher Komponente unserer materielosen Energetik.

Es gibt immer ein Entweder Oder. Wem folgen wir – unseren Gedanken oder unserer Phantasie? Welche Entscheidungen treffen wir als Eltern oder Unternehmer? Expansion der Familie mit mehr Kindern und Investitionen ins Unternehmenswachstum oder ein Kind, keine Kinder, oder verkleinern wir unseren Betrieb, wenn wir älter werden?

Es gibt die beiden Urphänomene der rechtsdrehenden Expansion und der linksdrehenden Impansion. Diese beiden Energien sind das Schöpfungspaar. Sie führen die UrEhe der Schöpfung, eine rein energetische Verbindung Ewigen Lebens mit den endlosen Takten des Werdens, Vergehens und Regenerierens. In der Natur beobachten wir folgende UrEhen:

Die UrEhen der Schöpfung

1. Die rechtsdrehend expansive und die linksdrehend impansive Energie, die Schöpfungsehe. Das Urphänomen der SchöpfungsUrEhe ist das Phänomen des „männlich-expansiven Kerns in der weiblich-impansiven Blase". Dieses Urphänomen des Männlichen im Weiblichen ist dasjenige jeder materiellen und immateriellen Wesenheit, sei es Materie, Geseel, sei es die menschliche Ehe, Unternehmen, Verein, Volk oder Staat usw.

2. Die rechtsdrehend expansiven Atomkerne in den linksdrehend impansiven Atomblasen, die MaterienEhe.
3. Der rechtsdrehend expansive Geistkern in der linksdrehend impansiven Seelenblase, die UrEhe des Geseels der Lebewesen. Merke: So wie Mensch und Tier mit einem Geseel ausgestattet sind, so gilt das auch für die Pflanze. Sie sieht, beobachtet, bewertet, entscheidet und handelt.
4. Die Verbindung des rechtsdrehend expansiven Wasserstoffes mit dem linksdrehend impansiven Sauerstoff, die UrEhe, der materielle Urgrund mit einem Geseel ausgestatteter Lebewesen.

Selbstverständlich teilt sich auch die Materie in positiv-männliche Elemente, dargestellt durch die Mineralstoffe und Spurenelemente und in die linksdrehend-weiblichen Elemente, vorwiegend dargestellt durch die säurebildenden Halogene und den Sauerstoff. Freuen wir uns über die Zweigeschlechtlichkeit der Natur, und bedenken wir ihre omnimolekulare und omni-energetische Präsenz auf allen Ebenen des materiellen und energetischen Seins.

Geschlecht ist in allem

♂	⚤	♀

1. Die Schöpfung

Die Geburt	Die ewige Liebe / Ehe	Die Separierung / Der Tod
Die Expansion	Das ewige Leben	Die Impansion und ihre Wirkungen
Die Verausgabung	Die Ewigkeit	Die Regenerierung

2. Die Energien der Schöpfung

Der Wille	Die Liebe	Das Wollen
Der Geist	Das Geseel	Die Seele
Der Gedanke	Der Charakter	Die Phantasie

3. Das All – der Atem des Omniversums

Die Geburt eines neuen Kosmos	Die Materiebildung	Entmaterialisierung
Die Explosion	Die Geseelbildung	Re- Energetisierung
Die Expansion	Die Separierung der beiden Schöpfungsenergien	Rücksturz in ein „Schwarzes Loch"
	Die Separierung von Wasserstoff und Sauerstoff	Regenerierung im Schwarzen Sack / Punkt
	Die Separierung der beiden Geschlechter im Diesseits oder im Jenseits	

4. Die Materie und ihre Wesenheiten

Die Mineralstoffe	Das Atom, die „Ehe" von Impansion und Expansion	Die Halogene
Die Spurenelemente	Die materiellen Wesen	Der Sauerstoff, der Mutterstoff des Planeten und seiner körperlichen Wesenheiten H^+ ⚤ O^-
	Das Wasser, die „UrEhe des Lebens" von Wasserstoff und Sauerstoff	
	Das Geseel, die UrEhe von Geist und Seele	
	Das Wasser H^+ und O^-	
	Die Salze / die Oxide	
	Der Geschlechter unendliche Kette	

3. Schöpfungsprogramme

Die NaturKunde versucht nicht nur, die Begrifflichkeit der Schöpfung zu definieren und neue Vorstellungen wie beispielsweise diejenige der UrEhen in die Begriffswelt der Menschheit einzuführen. Sie anerkennt und beobachtet auch Schöpfungsprogramme. Diesen unterstellt sie einen dermaßen hohen Grad von Schöpfungsgenialität und -intellektualität, dass es niemals einem Menschen gelingen wird, ein derartiges Programm in seiner Komplexität zu erkennen. Zu diesen Schöpfungsprogrammen gehören:

- Das Ewige Leben
- Die Materie
- Das Geseel
- Die Körper der vermehrungsfähigen Wesenheiten
- Die Arterhaltung
- Der Stoffwechsel der Lebewesen.
- Der Schlaf
- Die regenerierenden Dimensionswechsel

Das ewige Leben

- Das Kontinuum der SchöpfungsUrehe
- Die wechselnde Dominanz zwischen männlicher und weiblicher Schöpfungsenergie

Materie

- Der ewige Wechsel zwischen der relativ statischen UrEhe von männlich-expansivem Kern in weiblich-impansiven Blasen.

- Der Separierung der beiden Schöpfungskräfte nach der Ermattung der männlichen Expansionsenergie,
- Kompression der ermatteten Expansionsenergie, dem Nullpunkt entgegen, bis zur Regenerierung der Expansionskraft der männlichen Schöpfungsenergie,
- Neugeburt, Explosion oder „Urknall", Neubildung von Materie, Geseelen, Kosmen und Galaxien

Geseel/Ehe

- Nach der Explosion des Fast-Nullpunktes entstehen sowohl Materie als auch immaterielle Geseele. Diese bilden sich nach dem gleichen Prinzip, wie sich Materie bildet mit unterschiedlichen Zahlen von Atomkernen, die von komprimierenden Blasen eingefangen und materiebildend komprimiert werden.
- Die energetische Balance zwischen expansivem Kern und komprimierenden Blasen der Materie, d. h. der chemischen Elemente, ist stabiler als die energetische Balance zwischen expansivem Geistkern und komprimierender Seelenblase.
- Geseele entstehen durch das Einfangen auf Expansion gerichteter Gedankenfunken durch auf Mäßigung und Impansion gerichtete Seelenblasen.
- Jedes vermehrungsfähige Lebewesen ist im Besitz eines derartigen Geseels, angefangen von Bakterium und Virus, von Pflanze, Insekt, Fisch und Tier bis zum Menschen, wobei jedes Geseel individuell eigene Stärken und Schwächen der Wahrnehmung, der Bewertung, der Entscheidung und Handlung hat.
- Beim Menschen finden wir besonders starke Ausprägungen resp. Stärken der Bewertung und der Handlung.
- Die Lebewesen außerhalb des Menschen, besonders auch die

Pflanzen besitzen Geseele mit besonders starken Fähigkeiten der Wahrnehmung und Entscheidung.

- Neben den vielfältigen Einflüssen der Umwelt, der Tradition, der Gebräuche und Sitten ist bei dem Menschen der Grundkonstrukt des Geseels mitprägend für die Ausbildung des Charakters.

3.1 Die Körper der Lebewesen

Die NaturKunde sieht, wie schon Aristoteles, die Körper der Lebewesen als „Ideen der Schöpfung". Sie manifestieren sich in unserer Dimension plötzlich aus dem Nichts wie die Fliegen oder ersprießen aus der Geschlechter unendlicher Kette, womit ihnen die Schöpfung einen Hauch von Ewigem Leben schenkt. Die Vielfalt und Genialität der unzähligen Lebewesen ist so grenzenlos wie die Phantasie, Genialität und Intellektualität der Schöpfung selbst.

Im Übrigen ist jedes vermehrungsfähige Lebewesen ein Unikat. Keines gleicht in absoluter Kongruenz einem gleichartigen Lebewesen, weder in materieller Konstruktion und Qualität, noch was Qualität und Konstruktion des Geseels angeht.

Die NaturKunde ist überzeugt von der Individualität aller großen und noch so kleinen Erscheinungsformen, welche die Schöpfung gebildet hat, immer wieder neu bildet und in Zukunft bilden wird. Jedes Atom hat seine eigene Qualität, Erscheinung und Energetik, wie das gleichfalls für jede Schneeflocke und für jeden Menschen gilt.

3.2 Die Arterhaltung

- Von der Schöpfung in jedem vermehrungsfähigen Lebewesen installierte Drüsen produzieren in einem definierten Lebensabschnitt männliche oder weibliche Keime, aus deren Vereinigung neue Lebewesen der eigenen Spezies entstehen.
- Die von den geschlechtsreifen Lebewesen nicht steuerbare Produktion der Keime treibt die beiden Geschlechter zur körperlichen Vereinigung.

3.3 Der Stoffwechsel der Lebewesen

- Das Steuerungsinstrument des Stoffwechsels ist die von der Schöpfung definierte Iso-Ionie der chemischen Elemente, die an den Körpern dieser Spezies beteiligt sind.
- Die wichtigsten Steuerungsinstrumente zur Aufrechterhaltung der lebenslangen Iso-Ionie sind die Assimilation und/oder die Ausscheidung von Stoffen durch zu diesen Zwecken geschaffene Organe und Funktionen.
- Jedes Atom eines Lebewesens entscheidet in der Millisekunde der Konfrontation mit einem körperfremden Atom zugunsten des Wirtsorganismus, wie mit diesem fremden Atom zu verfahren ist.

3.4 Der Schlaf

- Der Schlaf ist der „kleine Tod" der Lebewesen.
- Schlaf bedeutetet den Wechsel aus dem oxidativen, dem

sauerstoffgesteuerten Tag, in die stickstoffgesteuerte nitrodative Nacht,

- heraus aus Bewegung, Entscheidung, Handlung und Verausgabung zu:
- Stillstand, Traum, Nichtstun, regenerativer Vereinnahmung u. a. von Stickstoff zwecks Regenerierung unseres Fleisches.

3.5 Die regenerierenden Dimensionswechsel

Dimensionswechsel der Materie, das ist der IntraNova-ExtraNovus-Wechsel

Dieser ewige Wechsel ist derjenige der Materie-Regenerierung, ein ewiger Wechsel zwischen Verausgabung und Vereinnahmung, der ewige Wechsel in der Dominanz zwischen der expansiven und der impansiven Schöpfungsenergie. (s. S. 26)

Dimensionswechsel der Lebewesen

Das ist der Diesseits-Jenseits-Wechsel zwecks immer wieder erfolgender Regenerierung verausgabter Lebensenergie. Im Jenseits nach der Beendigung einer Inkarnation durch das Sterben des Körpers und den Wechsel des Geseels in die Sphäre der Inanimation zwecks Regenerierung der verlebten Lebenskraft und Lebensfreude.

4. Axiome der NaturKunde

1. Die Wesenheit „Schöpfung“ ist eine ewige evolutive geist-energetische Wirkungsenergie. Sie ist so zweigeschlechtlich wie die von ihr geschaffenen Wesenheiten.

2. Es gibt heilige Bereiche der Schöpfung, welche der Mensch nicht zu manipulieren hat. Das sind das Atom, das Gen, das ungeborene Leben, die Gesundheit des Menschen und die Integrität seines Körpers und seiner Funktionen.

3. Ein Organismus ist mehr als die Summe seiner natürlichen Teile. Jeder von der Schöpfung geschaffenen Wesenheit liegt eine Schöpfungsidee und unzählige Schöpfungsprogramme zugrunde.

4. **Die Schöpfung liebt die von ihr geschaffenen Wesenheiten. Sie hat sie als autarke und integre Homöostaten erschaffen. Diese mit einem Geseel ausgestatteten Wesenheiten leben auf unserem Planeten Erde und anderswo als Symbionten oder als „Wachhalter“ zusammen. Die Schöpfung hat keine mit einem Geseel ausgestatteten Wesenheiten geschaffen mit der Aufgabenstellung, andere Geschöpfe umzubringen oder zu eliminieren. Jedes einzelne Lebewesen ist von der Schöpfung mit dem Urinstinkt und dem Urwillen ausgestattet, das eigene Leben und die eigene Spezies zu erhalten. Große und kleine „Wachhalter“, von Teilbereichen unserer menschlichen Spezies „Erreger“ oder „Schädlinge“ genannt, testen regelmäßig die Lebenskraft und den Überlebenswil-**

len der von ihnen zu überwachenden und durch sie wachzuhaltenden Symbionten auf unserem Planeten.

5. Krankheiten, ob des Planeten oder der Natur, ob von Mensch, Tier oder Pflanze, beruhen auf Fehlern der Menschen oder ihrer Organisationen.

6. Symptome sind Wege zur Heilung. Sie sind Botschaften der Schöpfung an die von ihr geschaffenen Wesenheiten.

7. Unser Planet Erde und alles Leben auf ihm sind von Natur aus das Paradies.

8. Wir Menschen sind aufgefordert, dieses Paradies zu hegen und zu pflegen und die Erscheinungs- und Lebensformen der Natur mit Respekt zu behandeln und mit hoher Achtung und Anerkennung zu betrachten.

9. Schöpfung und Natur sind nicht identisch. Die uns entgegentretende Natur unseres Kosmos, unseres Sonnensystems und unseres Planeten ist gewolltes Ergebnis der Schöpfung. Wir Menschen sind integrale Bestandteile der Schöpfung. Diese ist unendlich umfassender als die von uns zu beobachtende Natur, die uns so im Großen wie im Kleinen, so im Makrokosmos wie im Mikrokosmos entgegentritt.

10. Wir Menschen sehen und erleben nur eine einzige Dimension der Natur. Wir nehmen nur den sichtbaren Teil wahr. Den unsichtbaren, aber sehr wohl vorhandenen zweiten immate-

riellen Teil, nehmen wir nicht wahr. Wir erahnen ihn jedoch und machen uns verschiedene Vorstellungen von ihm.

11. Unsichtbare Teile der Natur sind beispielsweise unser Jenseits und die für unser Auge unsichtbare schwarze kosmische Welt, in der sich Materie bzw. die beiden sie formenden Energien separat regenerieren, nachdem sie sich aus ihrer vorangegangenen Vereinigung getrennt haben.

12. Unsere menschliche Deutungshoheit, unser Deutungsanspruch und auch unsere Deutungsmöglichkeiten enden an den Grenzen der Dimension, in der die von uns zu beobachtede Natur endet. Dort aber beginnen andere Dimensionen der Schöpfung, die nicht nur weiter hinausreichen als unser Wahrnehmungsvermögen, sondern die in viel feinerer Dichte die sehr festen, dichten Strukturen unserer Dimension durchdringen und durchweben.

13. Das Naturgesetz heißt „Ständige Wiederkehr", nicht „Ständiges Wachstum". Alle Lebensformen, ob Atom, Luft und Wasser, Tier und Mensch, Pflanze, Planet oder Kosmos, sind dem ewigen Wechsel von Geburt und Leben, von Vergehen, Regenerierung und Wiedergeburt unterworfen.

14. Geschlecht ist in allem. Alles hat männliche und weibliche Prinzipien. Geschlecht offenbart sich auf allen Ebenen.

15. Alles fließt ein, und alles fließt aus. Alles hat seine Gezeiten, seine Rhythmen, seine Takte, seine Lebenszeit, seine Aufgaben, sein Ende, seine Regenerierung und seine Wiederkehr.

16. **Es gibt keine Materie an sich. Es gibt nur „Zwei organisierende Energien" – Das sind die männlich-expansive und die weiblich-impansive Schöpfungsenergie. Das Organisations prinzip ist das der „Harmonie der ewig währenden und ewig wechselnden Dominanz" der beiden Schöpfungsenergien. Diese Balance verhindert die unkontrollierte Expansion der männlichen Energie bis zur totalen Erschöpfung, und sie verhindert die unkontrollierte Impansion und Kontraktion der beiden Schöpfungsenergien bis auf den Nullpunkt und damit bis zur Erstarrung der beiden Schöpfungsenergien.**

17. Ein Kosmos ist eine Zelle des Alls. Der Atem des Alls taktet zwischen Materialisierung und Energetisierung, zwischen IntraNova und ExtraNovus. Die Takte heißen ExtraNovus-Explosion, Materiebildung, -entwicklung und -expansion, dann Entmaterialisierungsrücksturz in die IntraNova = Schwarzes Loch, Schwarzer Sack, Schwarze Sonne, Schwarze Kugel, dann wieder ExtraNovus-Explosion usw.

18. Das Höchstmaß an jedweder Energie, Intelligenz und auch an Identität mit der Schöpfung und ihrer Geistigkeit befindet sich im Atom und in den subatomaren Strukturen. Der Intelligenzquotient materieller Wesenheiten und Organisationen sinkt mit zunehmendem Organisationsgrad.

19. Das Höchstmaß an Intelligenz, Integrität und Loyalität, welches dem Atom innewohnt, versetzt es in die Lage, in Nullzeit holistisch die optimale stoffwechselrelevante Entscheidung zu Gunsten des Wirtsorganismus zu treffen. Mit dem Eintritt eines

Atoms in einen lebenden Organismus übernimmt das Atom das in seiner neuen Heimat geltende Schöpfungsprogramm, das Programm „Stoffwechsel deines Herren".

20. **Wir Menschen sind basische Lebewesen. Unser Stoffwechsel ist omnimolekular und omnifrequent wie das Meerwasser. Er ist basisch dominiert und funktioniert trotz der Dummheit des Menschen wegen des hyperintelligenten Schöpfungsprogrammes „Stoffwechsel". Dessen Basis ist das Schöpfungsprogramm der Iso-Ionie, der von der Schöpfung für uns Menschen definierten prozentualen Anteile der verschiedenen Elemente des chemischen Periodensystems in unseren Körper. Aus der Iso-Ionie ergeben sich die menschheitsiden tischen Parameter unserer Körpertemperatur, unseres Blut druckes, des pH-Wertes unserer Gewebe, Flüssigkeiten u. a. Parameter.**

Schöpfungsprogramme

- Das Ewige Leben
- Die ewige Pumpe von Werden und Vergehen
- Das All
- Die Dimensionen der Dichte
- Die Dimensionen des Lebens
- Die Urehen: Materien und Geseele
- Das Klima und das Wetter
- Die mit einem Geseel ausgestatteten Geschöpfe
- Das Geschöpf MENSCH
- Die neunmonatige Menschwerdung
- Der menschliche, tierische und pflanzliche Stoffwechsel
- Die menschlichen u. a. Gene

5. Visionen der NaturKunde

Schon Johann Wolfgang von Goethe hat vor 200 Jahren die Entfernung des Menschen von der Natur beklagt. Schauen wir in seine Zeit zurück, dann erscheint uns die damalige Natur allerdings wie das wahrhaftige Paradies gegenüber den heutigen Zuständen der modernen industrialisierten Welt. Je länger der naturzerstörerische Weg der modernen Industriegesellschaft fortgesetzt wird, desto mehr wachsen Träume und Visionen der NaturKunde von einer unberührten Natur, von einem an der Natur orientierten Leben und von einem Planeten, dessen Natur von uns Menschen geachtet, gehegt und gepflegt wird oder die sich ungestört entwickeln darf.

Der gesunde Körper:
gesunde Eltern · gesunde Kinder · schadstofffrei · ablagerungsfrei · fruchtbar · stark · elastisch · unversehrt · resorptionsstark · omnimolekular und omnifrequent versorgt

Das gesunde Geseel:
lebensfroh · wissbegierig · intelligent · gebildet · mutig · aufmerksam · stolz · bescheiden · gerecht · liebevoll · respektvoll · achtungsvoll

Der gesunde Planet:
unberührte Landschaften · saubere Flüsse, Seen, Meere · sauberes Wasser · gehegte Felder, Wiesen, Gärten · unberührte große Wälder · geachtete Bäume und Pflanzen · geachtete Tiere · geachtete Mikrowelt · Mäßigung der Menschenpopulation · Schonung der Naturschätze · geliebte Mutter Erde voll von Symbionten

Möge jeder von uns tagtäglich Entscheidungen treffen, so wichtig oder so unbedeutend sie ihm auch erscheinen mögen, die darauf hinarbeiten, die Visionen der NaturKunde für eine lebenswerte Zukunft zu erreichen.

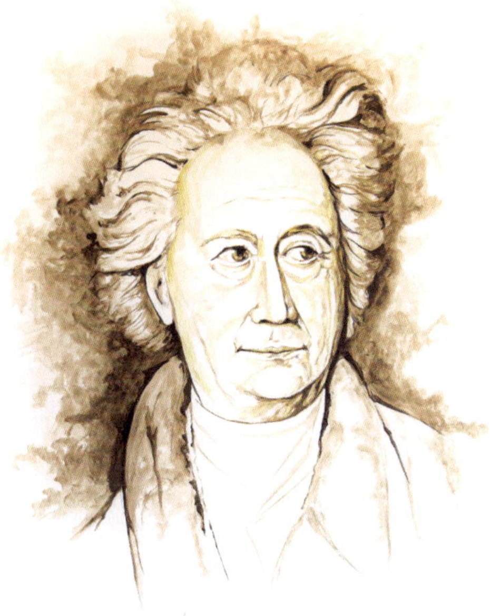

»Die Natur versteht gar keinen Spaß. Sie ist immer wahr, immer ernst, immer strenge. Sie hat immer recht, und die Fehler und Irrtümer sind immer des Menschen.«

Johann Wolfgang von Goethe (1949–1832)

6. Der Atem des Kosmos

Wir Menschen sind nicht nur Kinder unseres Planeten, sondern auch unseres Kosmos. Ein solcher Kosmos ist quasi eine Zelle des großen Weltalls. Dieses besteht sicherlich aus Billionen von Zellen, so wie unser Körper aus ca. 75 oder 80 Billionen Zellen bestehen soll. Dieser Kosmos unterliegt wie jede Zelle den ewigen Schöpfungsgesetzen von Zeugung und Geburt, von Werden, von Vergehen, von Tod des Körpers und Regenerierung des Lebenswillens im Jenseits und baldiger Wiederkehr des Lebensfunkens in die nächste Inkarnation.

„So im Großen wie im Kleinen." Jede Zelle wächst bis zu ihrer maximalen Größe und im gesunden Zustand nicht darüber hinaus. Auch wir Menschen wachsen bis zu unserer vorprogrammierten Größe und nicht darüber hinaus. Irgendwann sind wir am Maximum. Dann geht es bergab, ob mit der Zelle, dem Körper, Mutter Erde oder mit unserem Kosmos. Im Augenblick befinden wir uns anscheinend noch in dessen Wachstumsphase.

Die Wissenschaft weiß davon zu berichten, dass sich alle Materie von aller Materie entfernt, wir uns also in einem sich allseits ausdehnenden Kosmos befinden. In diesem wächst nicht nur der Kosmos als solcher, sondern in dieser Wachstumsphase wächst auch unser Planet, der bereits viele Wachstumsschübe oder regelrechte Wachstumssprünge erlebt hat. Irgendwann in der Geschichte des Kosmos erlahmen dessen Expansionskräfte und der sich bis dahin rechtsdrehende Motor der Expansionsenergie kommt zum Stillstand.

Bald kehren sich die Kräfte um, und die linksdrehenden Impansionskräfte überwiegen. Der vor ewigen Zeiten aus dem quasi Nullpunkt hinausgeschleuderte Kosmos gerät in eine inverse Linksrotation. Sämtliche Materie wird in eines der im All zu beobachtenden Schwarzen Löcher hineingesogen.

Dieses Schwarze Loch ist die pure Kraftentfaltung der weiblich-impansiven Schöpfungsenergie. Diese ist für unser menschliches Auge nicht sichtbar. Wir denken an Johann Wolfgang von Goethe, der dieses Phänomen bereits durchschaute und formulierte: „Und wäre nicht das Auge sonnenhaft, nie könnte es die Sonne sehen!" Will heißen, dass wir Menschen Materie nur im Stadium der Expansion optisch wahrnehmen, jedoch nicht die linksdrehende sich entmaterialisierende Form. Daher ist das kosmische Loch Schwarz!

Bald verschwindet jegliche Materie im Schwarzen Loch, unter dem sich quasi ein Schwarzer Sack auftut, der gelegentlich oben zumacht, eine quasi Schwarze Sonne bildend. In dieser ist alle rechtsdrehende Expansionsenergie gefangen. Sie wird weiter und weiter komprimiert, dem vermeintlichen Nullpunkt entgegen.

Mit immer intensiverer Kompression wächst jedoch und erstarkt die Expansionsenergie und erlahmt gleichzeitig die linksdrehende Impansionsenergie. Kurz vor dem Erreichen des Nullpunktes sind beide Schöpfungsenergien an einem Punkt angelangt, an dem plötzlich die Expansionsenergie wieder stärker ist oder wird als die linksdrehende Impansionsenergie. Das ist der Zeitpunkt, von dem die moderne Wissenschaft glaubt, dass dieses der Urknall sei. Es ist nichts mehr und nicht weniger als die Geburt eines neuen Kosmos. Unzählige Funken rechtsdrehender Energie enteilen ins All, wo sie nur zu bald materiebildend von linksdrehenden Blasen, d. h. von der weiblichen Energie, eingefangen werden. So entstehen die chemischen Elemente. So entstehen Sonnensysteme und Planeten, auf diesen Wasser, Mikroorganismen, Pflanzen, Tiere und Menschen. Das alles im ewigen Wechsel des Werdens und Vergehens nach den Gesetzen der Schöpfung. In dieser herrscht das Gesetz der ewigen Pumpe, das ewige Gesetz von Auf und Nieder, von Werden und Vergehen und damit von ewigem Bleiben und Ewigem Leben.

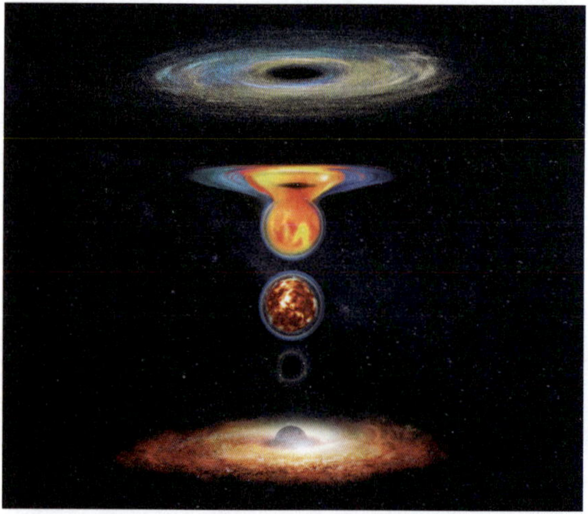

Der Atem des Kosmos

7. Unser Planet Erde

Für viele Jahrtausende galt in der etablierten Wissenschaft unser Planet als eine Scheibe. Jetzt gilt er als eine volle Kugel, deren Inneres aus flüssigem Magma besteht. Es gibt jedoch hinreichend viele Berichte von Tirpitz, Admiral Bird und den norwegischen Nordpolforschern, dass sich die Erde ab dem 86. Breitengrad nach innen wölbt und dass bei Weiterfahrt nächst unserer bekannten Sonne eine weitere Sonne sichtbar wird. Ist man im Inneren der ca. 1.400 km dicken Erdkruste angelangt, sieht man natürlich nur die Innere Sonne.

Geht es nach Professor Haammaan, einem Professor aus der Inneren Erde, der in den letzten Jahrzehnten von sich reden machte, dann ist diese Innere Sonne ein gewaltiges künstliches Konstrukt, welches für Mensch und Tier nur gesunde Strahlen sendet. Das ganz und gar im Gegenteil zu unserer äußeren Sonne. Diese ist laut Haammaan dafür verantwortlich, dass unser Leben auf der äußeren Erde weniger als hundert Jahre währt, während die Menschen der Inneren Erde viele Jahrhunderte alt werden.

Schauen wir auf den Globus, dann sehen wir, dass die großen Meeresströmungen allesamt aus dem südpolaren Bereich der Antarktis kommen, alle von Süden nach Norden den Pazifik und den Atlantik durchfließen, um in den Nordpol resp. in das nordpolare Loch zu münden. Schauen wir uns Aufnahmen unseres Planeten an, welche den Nordpol oder den Südpol beinhalten, dann sind diese Flächen grundsätzlich geweißt oder anders manipuliert.

Auf unserer äußeren Erde beträgt die Landmasse ein Drittel der Fläche, die Wassermasse zwei Drittel. Im Inneren ist es exakt umgekehrt. Auffällig ist, dass die polaren Regionen dem Blick der Öffentlichkeit verschlossen bleiben. Man denke daran, dass die Antarktis mehr oder weniger exakt die gleichgroße Fläche hat wie die Vereinigten Staaten von Amerika!

Unterhalb der nordpolaren Wulst leben immer noch die Mammuts, von denen sich ab und zu einmal ein Exemplar auf eine Eisscholle verirrt, die an der Nordküste sibirischer Inseln angetrieben wird, wo das arme Tier verendet, oftmals noch mit unverdauten Blättern und Gras im Magen oder Rüssel.

Im Übrigen ist die Erde nicht nur außen bewohnt und nicht nur innen, sondern der 1.400 km dicke Erdmantel ist von unzähligen Höhlen und Hohlwelten durchzogen, die gleichfalls bewohnt sind. Viele Zugänge zu diesen Welten haben unsere klugen Vorfahren mit Pyramiden oder mit anderen „Schlössern" versiegelt.

Die menschliche außenirdische Spezies ist ein bunter Haufen von Ur-Terrestriern und von Mischformen dieser Ur-Terrestrier mit Menschen aus der Inneren Erde oder aus dem extraterrestrischen Bereich. Diese Spezies findet sich als „Götter" in den Sagen und Überlieferungen unserer Spezies Mensch. Ur-Terrestrier sind beispielsweise die Ureinwohner Australiens und die Pygmäen am Kongo.

Unsere Rasse ist ein Ableger der intraterrestrischen Weißen, geführt von „Göttern" wie Apollo, der einmal im Jahr nach nördlich der Aurora borealis entschwand und im Frühjahr froh und regeneriert von dort zurückkehrte. Die NaturKunde wertet seinen Namen als Abbreviatur für den Gott „**A**us dem **Pollo**ch".

Unsere abenteuerliche, stets neugierige und oftmals kriegerische Spezies zählte zur Zeit Christi etwa 500 Millionen Menschen. Heute sind es 7,5 Milliarden, womit Mutter Erde anfängt, Probleme zu haben. Deshalb rät die NaturKunde dazu, dass wir uns in unserer Zahl zurücknehmen, was über die Jahrzehnte und Jahrhunderte mit etwas Disziplin friedlich machbar sein sollte.

Im Übrigen leben wir auf dem Planeten der Aufmerksamkeit. Hier liegen Glück und Unglück dicht beieinander, wie das gleichermaßen für Chancen und Risiken gilt. Wir Menschen leben zwischen den Polen von Mut und Angst und zwischen Stärke und Schwäche. Wir sind dem ewigen Wechsel von hell und dunkel unterworfen, von warm und kalt. Wir gehören entweder zum Stamme NIMM oder zum Stamme GIB.

Wir sind entweder Heger und Pfleger als Medizinmänner und Heiler, als ehrliche und fleißige Bauern, Handwerker, Kaufleute und Lehrer, oder wir schauen, wie wir bestens vom Ertrage unserer fleißigen Mitmenschen leben. Unser Planet hat jetzt einige Jahrtausende unter der Herrschaft derer vom Stamme NIMM gelebt. Diese Ära hat zu der seit Jahrhunderten zu beobachtenden Ausbeutung von Mensch, Tier und Pflanze und letzten Endes des ganzen Planeten geführt. Diese Ära geht in den nächsten Jahren zu Ende. Dann folgt das Goldenen Zeitalter der Heger und Pfleger unter der Regentschaft derer vom Volksstamme GIB.

Das wird eine so glückliche wie geschichtslose Zeit, ist Geschichte doch nichts weiter als die temporäre Betrachtung von Klassenkämpfen, Völkerkämpfen und Herrscherkämpfen. Geht es nach den Weissagungen des Papstes Johannes des XXIII., dann wird bald um den Planeten gekämpft. Dann muss, geht es nach Jesus Christus und geht es nach der Apokalypse des Johannes, das Kamel durchs Nadelöhr. Dann werden bald die Ersten die Letzten und die Letzten die Ersten sein.

Die NaturKunde tröstet die Menschen: Es wird keinen Weltuntergang geben, sondern einen Weltaufgang. Am Ende dieses Jahrtausends werden die Menschen Städte bauen im Himmel und in den Meeren. Unsere Nachfahren werden immer noch so neugierig und abenteuerlustig sein, wie wir es jetzt sind. Aber sie werden ihre großen Abenteuer nicht in Kriegen, sondern auf Reisen in den Weltraum erleben. Es wäre zu schön, wenn wir unsere Nase noch in diese Zeit hineinstecken könnten.

«Ist es, daß neues Wort Dich stört?
Willst Du nur hören, was Du schon gehört?
Dich störe nichts, wie seltsam es auch klinge,
schon längst gewöhnt der wundersamsten Dinge.»
Johann Wolfgang von Goethe (1949–1832)

8. Diesseits – Jenseits – Ewiges Leben

Die NaturKunde vermittelt ein hoffnungsfrohes Bild mit der von ihr gesehenen Möglichkeit, dass wir Menschen sowohl während unserer Inkarnation als auch während der Zeit unserer Inanimation im sogenannten „Jenseits", glücklich leben können. Für die NaturKunde ist der Mensch ein Geistespartikel in einer Seelenblase auf dem endlosen Flug durch Raum und Zeit. Diese Geist-Seele-Blase nennt die NaturKunde „Geseel". Sie sieht den Geisteskern des Geseels so vielteilig wie die Seelenblase vielschichtig. Der Flug des Geseels durch Raum und Zeit geschieht im ewigen Wechsel zwischen seiner Einfleischung in einem Körper und im freien Schwebezustand in einer materielosen Dimension, in seiner Inanimation.

Dabei ist der Zeitraum „in carne" begrenzt auf einen Aufenthalt zwischen wenigen Tagen und 70 bis 90 und in Zukunft 120 bis 140 Jahren. Demgegenüber kann der Aufenthalt in der immateriellen Dimension Jahrzehnte, Jahrhunderte, Jahrtausende oder noch länger dauern. Die NaturKunde vertritt die Meinung, dass unsere Geist-Seele-Entität, unser Geseel, im Jenseits über ihre Verweildauer in der immateriellen Dimension nach eigenem Gusto und nach sicherlich den unterschiedlichsten Kriterien oder Beweggründen entscheidet.

Die NaturKunde betrachtet das Jenseits als Regenerierungsinstitut unseres Geseels. Für einen Menschen, der enttäuscht vom Verlauf seiner Inkarnation seinem Leben ein Ende gesetzt hat, dürfte die Regenerierungszeit und damit der Rückgewinn des Lebenswillens und die Entscheidung für eine erneute Inkarnation deutlich länger dauern als für einen lebensstarken jungen Mann, der auf dem Nachhauseweg zur geliebten Ehefrau und zu den geliebten Kindern einen tödlichen Autounfall erlitten hat. Dieses Geseel möchte am liebsten gleich ins Leben zurück und am liebsten natürlich überhaupt nicht gestorben sein.

Wir werden geboren ohne Erinnerungen an vorherige Inkarnationen, und kein Reinkarnationstherapeut kann in die Phasen schauen, die zwischen unseren Inkarnationen liegen. Der Rückblick dieser Fakultät gelingt nur in die Phasen der Inkarnationen, nicht in die Phasen der von der NaturKunde Inanimation genannten Phasen. In diesen regeneriert sich unsere Geist-Seele-Entität mit welchen eigenen und fremden Hilfen auch immer. Bei dem unterschiedlichen Lebenserfolg und Lebenswandel des Menschen sind deshalb sehr unterschiedlich lange Regenerierungsphasen im Jenseits logisch.

Ein gravierender Unterschied im Jenseits zu unserem gewohnten Geschehen im Diesseits ist auch derjenige, dass es im Jenseits keine Geheimnisse gibt. Mit diesen wird im Diesseits gern manipuliert und geherrscht. Im Jenseits werden alle Geheimnisse, Fehlentwicklungen und Hintergründigkeiten offenbar. Das kann dann dazu führen, dass sich Ehepartner im Jenseits trennen, die es hier auf Erden jahrzehntelang wegen der Wahrung ihrer „Geheimnisse" zusammen ausgehalten haben. Mit einem derartigen Wissen ausgestattet, werden Menschen und Partner in Zukunft sehr viel ehrlicher und rücksichtsvoller miteinander umgehen, als es jetzt in den „Zeiten der Geheimnisse" üblich ist.

Im Übrigen geht die NaturKunde davon aus, dass alle Prozesse und Phänomene im Jenseits exakt konträr zu denjenigen im Diesseits verlaufen. In unserem Diesseits, in dem wir als Gemeinschaft der Koninkarnierten leben, werden wir jeden Tag und jedes Jahr einen Tag oder ein Jahr älter. Tage und Jahre gibt es im Jenseits nicht, aber wir werden dort mehr oder weniger schnell jünger, bis wir wieder in Analogie zu den Takten des Kosmos nur noch aus purem Lebenswillen bestehen und unbedingt zurück in einen Menschenkörper wollen.

Ist unsere Geist-Seelen-Blase, unser Geseel, wieder in einem Körper, so kommen wir zuerst einmal als ein Menschlein zur Welt, bevor wir einen Namen bekommen. Dann sind wir Mensch, werden später ein Kind, dann eine Person und wenn wir etwas aus uns machen, eine Persönlichkeit.

Auf diesem Wege gibt es zurzeit wenig Hilfen, aber viele Hindernisse. Die NaturKunde möchte die Menschen lehren, mit mehr Wissen über den eigenen Körper und über die uns umgebende Natur ein sinnreiches Leben voll Gesundheit, eigener Lebensfreude und voll von eigenem Lebenserfolg zu führen, umgeben von Menschen, die sich gegenseitig zu einer glücklichen Inkarnation und zu einem langen und gesunden Leben verhelfen. Am liebsten zu einem Leben, an dessen Ende keine Furcht vor Tod, Hölle und Teufel steht, sondern der hoffnungsvolle Ausblick auf ein Regenerierungsinstitut namens Jenseits.

Die im Jenseits gewonnene oder vereinnahmte Lebensenergie, diesen unbändigen Lebenswillen, verausgaben wir mit und in unserem Leben im Diesseits. Bezogen auf die Energetik unseres Seins ist das Jenseits die Dimension der energetischen Vereinnahmung, der Energiegewinnung und der Komprimierung unserer Energetik, bis zum zentralen Nullpunkt des absoluten Lebenswillens. Dieser strömt mit der Geburt hinaus in carne, um sich in den Jahrzehnten des folgenden Lebens in dem Maße zu verausgaben und seine Energie zu verströmen, wie er sie im Jenseits vereinnahmt hat.

Wem kommt da nicht der fröhliche Spruch aus dem Munde Friedrichs des Großen in den Sinn, der da lautet: „Es macht wahrhaftig mehr Plaisir, seine Gesundheit zu ruinieren, als sie wiederherzustellen!" Ja, das Leben ist eine Freude. Man sollte es nur nicht zu schnell verleben, sondern sich eher darum bemühen, es möglichst lange in Maßen zu genießen. Das erfordert allerdings ein höheres Maß an Disziplin und Strenge, als es die Gesellschaftsstruktur unserer modernen Zeit für notwendig und richtig erachtet.

„I love Genuß sofort", war der klassische Werbespruch eines weltweit tätigen großen Konzerns der Lebensmittel- und Genussmittelindustrie. Im Augenblick dominiert der fröhliche Genuss und der leichtfertige Umgang mit der eigenen Gesundheit das Verhalten, das Essen und Trinken und das sonstige Treiben des Menschen der modernen Welt.

Die Folge ist ein kurzes und Genussleben mit immer wieder neuen und immer wieder längeren Krankheiten, mit einer latent dauerhaft schwachen und kranken Menschheit, die ein Drittel ihrer Lebenskraft für die Etablierung eines Systems aufwendet, welches sich um die Krankheiten kümmert, die sich jeder von uns töricht und leichtfertig und überflüssig zugezogen hat.

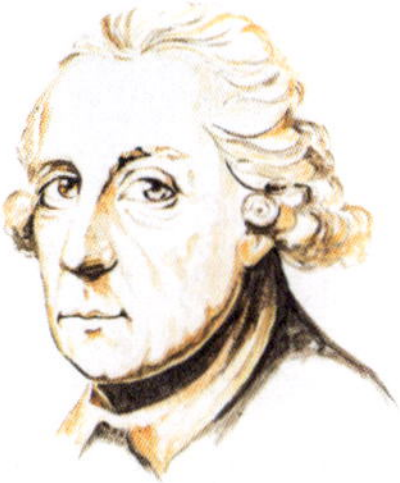

„Es macht wahrhaftig mehr Plaisir, seine Gesundheit zu ruinieren, als sie wiederherzustellen."

Friedrich der Große (1712–1786)

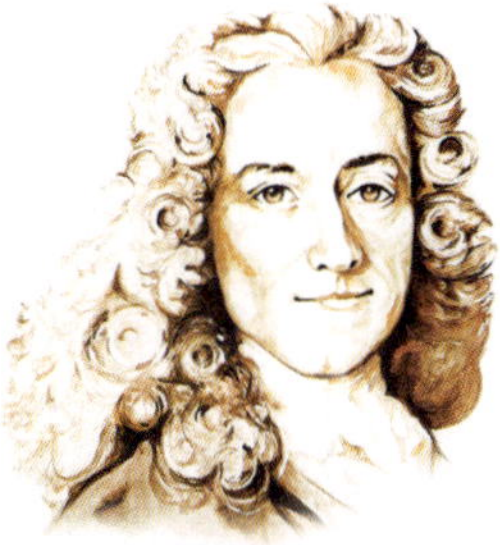

„In der ersten Hälfte unseres Lebens opfern wir unsere Gesundheit, um Geld zu erwerben. In der zweiten Hälfte opfern wir unser Geld, um unsere Gesundheit wiederzuerlangen."

François Voltaire (1694–1778)

Der NaturKunde schwebt eine andere Qualität unserer Inkarnation vor, geprägt von Gesundheit, Glück und Lebensfreude der eigenen Person, aber auch möglichst vieler koninkarnierter Menschen und Tiere in einer gehegten und gepflegten Natur.

Unser Geseel auf seinem ewigen Flug durch Raum und Zeit

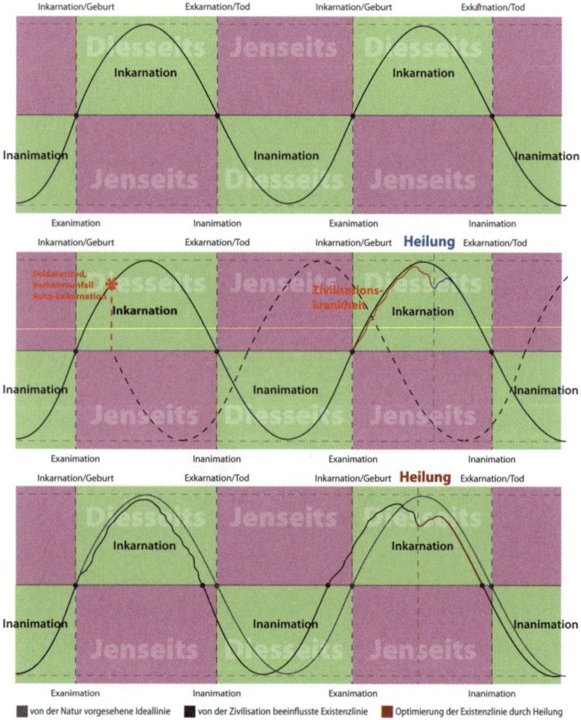

9. Gebote für eine glückliche Inkarnation

Die NaturKunde empfiehlt für das Erleben einer glücklichen Inkarnation die Beachtung der folgenden von ihr formulierten Gebote:

- Achte die Schöpfung und alle ihre Geschöpfe! Achte die Natur, ihren Boden, ihre Luft und ihr Wasser! Achte das Tier und die Pflanze!

- Achte Deinen Mikrokosmos und beobachte den Makrokosmos!

- Achte Deine Mitmenschen, ihr Leben, ihre Leistung und ihre Fähigkeiten!

- Achte, liebe, hege und pflege Deinen eigenen Körper! Er ist das intelligenteste, loyalste und integerste Geschenk der Schöpfung an Dich für eine glückliche Inkarnation Deines Geistes und Deiner Seele, Deines Geseels!

- Hege, pflege und bewahre Deine körperliche und geistige Gesundheit!

- Meide, was Deinem Geist, Deiner Seele und Deinem Körper schaden könnte!

- Iss, trink' und tue, was Deinem Körper und Deinem Geseel nützlich sein kann!

- Scheide aus, was Deinem Geseel und Deinem Körper schaden könnte!

- Achte, hüte und bewahre die Reinheit und Unversehrtheit Deines Körpers und deines Geseels.

- Achte, hüte und bewahre die Reinheit und Unversehrtheit des Körpers und des Geseels Deiner Mitmenschen!

- Achte, hüte und bewahre die Reinheit und Unversehrtheit des Körpers und des Geseels Deiner eigenen Kinder und auch der Kinder Deiner Mitmenschen.

- Du hast Dich für Deine jetzige Inkarnation entschieden. Benimm und verhalte Dich stets aufmerksam, mutig und gerecht!

- Leiste mit Deiner Inkarnation einen guten Beitrag zur Erhaltung einer gesunden Natur, zur Erhaltung unserer menschlichen Spezies und zur Gesundheit Deines eigenen Körpers und deines Geseels!

- Lebe in Harmonie mit den von der Schöpfung geschaffenen Wesenheiten, damit Du nach einer glücklichen Inkarnation nach dem Ende Deines Lebens zufrieden und um viele glückliche Erlebnisse, Erfahrungen und Erfolge reicher in die Dimension der Materielosigkeit zurückkehren kannst, aus der Du gekommen bist!

- Alle Wesenheiten der Schöpfung sind unterschiedlich in ihrer

Geistigkeit und Energetik, auch in ihrer materialisierten Erscheinung. Beobachte, beachte und berücksichtige die Individualität der Dir begegnenden Wesenheiten bei den Entscheidungen und Handlungen, die Du ihnen gegenüber triffst!

- Achte die Unversehrtheit heiliger Bereiche der Schöpfung, die Du nicht zu manipulieren hast. Das sind das Atom und das Gen, das ungeborene Leben und die Unversehrtheit des menschlichen Körpers.

- **Achte auf die Sprache Deines Körpers! Das sind die Symptome. Sie sind Botschaften der Schöpfung an Dich!**

- Unser Planet Terra ist ein Paradies im großen All der Schöpfung. Hege und pflege die Erscheinungs- und Lebensformen seiner Natur. Behandle sie mit Respekt, und betrachte sie mit hoher Achtung und Anerkennung!

- Wisse, es gibt keine Materie an sich. Es gibt nur organisierte Energie. Es gibt keine tote Materie! Materie hat Geschlecht, Intelligenz, Wollen und Willen. Auch Materie entscheidet und handelt. Das tut sie mehr oder weniger schnell, manchmal explosiv, ein anderes Mal in Prozessen, die Jahrtausende dauern.

- **Das Höchstmaß an Intelligenz, Integrität und Loyalität, welches dem Atom innewohnt, versetzt es beim Eintritt in Deinen Organismus in die Lage, in Nullzeit holistisch die optimale stoffwechselrelevante Entscheidung zugunsten Deines Organismus zu treffen. Diese Intelligenz und diese Loyalität halten**

Deinen Körper am Leben, trotz der Schwächen und Torheiten Deines Geseels und Deiner unbedachten Fehlverhalten!

- Bedenke, dass Dein Körper ein grandioses Meisterwerk der Schöpfung ist. Prozesse wie Dein Stoffwechsel und Dein Wachstum, die Entwicklung Deines Körpers, begonnen mit der Vereinigung von Spermium und Ei, Deine Zeugungsfähigkeit, Deine Fähigkeit, Hormone und die unterschiedlichsten Zellen mit den unterschiedlichsten Funktionen zu bilden, alle diese Funktionen beruhen auf in Deinem Organismus installierte geniale Programme der Schöpfung!

- **Sei stolz darauf, von der Schöpfung mit einem derartigen Geschenk bedacht worden zu sein und erfreue Dich Deines schönen Lebens in und mit diesem wunderbaren Geschenk!**

10. Symptome, die Sprache der Schöpfung

So wie wir Menschen uns des Sprechens bedienen, um miteinander zu kommunizieren, so bedient sich die Schöpfung, oder wenn Sie so wollen die Natur, der Symptome von Missbefindlichkeiten oder Krankheiten, um uns wichtige Botschaften betreffend unseren Körper zu übermitteln.

Solange wir naturgemäß leben, uns muskulär mit Anstrengungen und thermisch mit Kälte abhärten, uns in Luft und Licht fröhlich bewegen, hinreichend viel Kräutertees, Gemüse- und Obstsäfte und reines Wasser trinken, so lange sendet uns die Natur Belohnungssymptome. Die Natur schenkt uns gesunde, weiße und harte Zähne, einen prächtigen Haarwuchs und in der Jugend nicht endende körperliche Kräfte. Sie schenkt uns eine gut funktionierende Verdauung und eine fröhliche Sexualität.

Wir Menschen nehmen diese Belobigungen jedoch nicht als Lohn für gute Körperpflege, sondern als Selbstverständlichkeiten wahr. Auf der Basis dieser Fehleinschätzung kommt es zu Übertreibungen der Ess- und Trinkgenüsse, zu Übertreibungen körperlicher Aktivitäten bis zur Ausübung halsbrecherischer und lebensgefährlicher Klettereien, Abfahrten, Rennen usw. Mögliche Folgen sind übermäßiger Schweiß, Schmerzen, Hunger und Durst, Verletzungen oder der Tod.

Alle diese Phänomene haben wir als Hilfssymptome zu werten, mit denen uns die Schöpfung zu mehr Aufmerksamkeit und zu mehr Rücksicht auf unseren eigenen Körper mahnen möchte.

Diese Belohnungssymptome machen viele Menschen leichtsinnig. Sie glauben, die schöne Zeit der Jungend und der unbändigen sexuellen Leistungsfähigkeit halte ewig an. Sie leisten sich alle möglichen Genüsse und Übertreibungen mit den Folgen von Schwitzen und Jucken, von Schnupfen, Erkältung, von Muskelkater und Mykosen, von Zungen- und Zahnbelägen. Alle diese Symptome sind gut gemeinte Hilfen der Schöpfung, den überforderten Organismus zu reinigen, auf welchen Ausscheidungswegen und durch welche Ausscheidungsorgane auch immer.

Leider werden auch diese Hilfssymptome nicht ernst genommen, und das Fehlverhalten wird fortgesetzt. Es gibt ja hinreichend Mittel aus der Apotheke, die über den Muskelkater, über Jucken und Schnupfen und eine kleine Erkältung hinweghelfen.

Auf weitere Fehlverhalten, Fehlernährungen und Übertreibungen reagiert die so wohlmeinende wie strenge Schöpfung mit Warnsymptomen. Unappetitliche Pickel und Ekzeme und die erste Cellulite zeigen sich. Blutdruck und Cholesterinspiegel steigen, Gürtelrose und evtl. Neurodermitis und Psoriasis stellen sich ein. In unserer modernen Zeit wird das alles symptombehandelt mit der Folge, dass das ursächliche Fehlverhalten immer noch nicht eingestellt wird.

Von Seiten der Schöpfung folgen jetzt strenge Strafsymptome in Form von Schmerzen und Hämorrhoiden, von Demenz, Parkinson und Bandscheibenleiden. Erste Zeichen von Morbus

Parkinson zeigen sich, und man sollte meinen, dass jetzt die Zeit der Ein- und Umkehr gekommen ist. Nein, es gibt stärker wirkende Analgetika. Es erfolgt der Griff zu Diuretika, und Implantate helfen über den Zahnverlust hinweg. Der Diabetiker wird „eingestellt". Notfalls greift er zur Spritze, wenn es doch einmal ein Stück Torte zu viel war. Ja, es macht wahrhaftig mehr Plaisir, seine Gesundheit zu ruinieren, als sie wiederherzustellen, wie schon mit einem Seufzer Friedrich der Große festgestellt hat.

Die Natur wird jetzt streng und erteilt dem dummen Sünder erste Abberufungen in Form von Schlaganfällen, Herzinfarkten, von Embolien oder Krebs. „Aber das kann es doch nicht gewesen sein!" schallt es jetzt aus manchem Munde. Es wird gebetet, und wir denken an Demokrit, der schon vor 2.500 Jahren gesagt hat: „Da flehen die Menschen zu den Göttern um Gesundheit. Dabei liegt es doch in ihrer eigenen Hand, diese zu bewahren!"

Wer Glück hat, der lernt in dieser Not endlich, nach der Ursache seines Missgeschickes zu fragen. Er erlernt Tricks einer drastischen Reinigung wie Erbrechen oder den Aderlass. Er erlangt entweder gänzlich neues Wissen, mit oder ohne Hilfe der NaturKunde, oder er erlangt Heilung als Gnade der Schöpfung, oder er erfährt mit einer Wallfahrt nach Lourdes eine Spontanheilung mit dem Wasser der dortigen Quelle, welches den auf unserem Planeten zu beobachtenden höchsten Energiewert von 45.000 Bovis Einheiten aufweist.

Ganz sicher werden in Zukunft Institutionen und Unternehmen Produkte energetischer Körperpflege auf den Markt bringen.

Möglicherweise haben Sie noch nie etwas von der energetischen Maßeinheit Bovis gehört. Es war der französische Physiker André Bovis (von 1871 bis 1947), der sich der Mühe unterzogen hat, seinen Mitmenschen und seiner Nachwelt eine Maßeinheit für ihr Energieniveau zur Verfügung zu stellen.

Denken wir an Männer wie Fahrenheit, Celsius und Volta, die mit ihren Forschungen namensgebend für die Etablierung von Maßeinheiten für Temperatur, Gewichte und Volumen gesorgt haben.

In der Folge von Alfred Bovis hat sich in Deutschland Dr. Josef Oberbach mit den Energiewerten gesunder oder kranker Menschen beschäftigt, und Josef Lohkämper hat verschiedene Lebensmittel mit den in ihnen enthaltenen Bovis-Werten gemessen, und zwar vor und nach orgonenergetischer Aufladung. Entsprechende Tabellen finden Sie hier abgedruckt.

Denken Sie gern darüber nach, sich in Zukunft einmal mit Energiethemen zu beschäftigen. Schauen Sie nach Seminaren oder Lehrgängen, auf denen der Umgang mit Pendel und Route, mit Bovis Scheiben und anderen Instrumenten, Geräten und Hilfsmitteln gelehrt wird.

Interessant für die eigene Gesundheit, selbst für die Leistungsfähigkeit von Schülern, Studenten und anderen Lernenden ist auch das Auffinden energetischer Störzonen und deren Meidung.

Boviseinheiten der Natur

ca. 1.600 BE	keine Lebenskraft mehr
ca. 2.000 BE	Kreuzungen, pathogene Zonen, Streifen
2.000 – 6.500 BE	gesundheitlich schädlich
ca. 6.000 BE	Mittelwert für die Lebensenergie des Menschen in Europa
7.000 – 8.000 BE	Vitalstrahlung des Menschen
ca. 8.500 BE	Mittelwert für die Lebensenergie der Menschen im asiatischen Raum

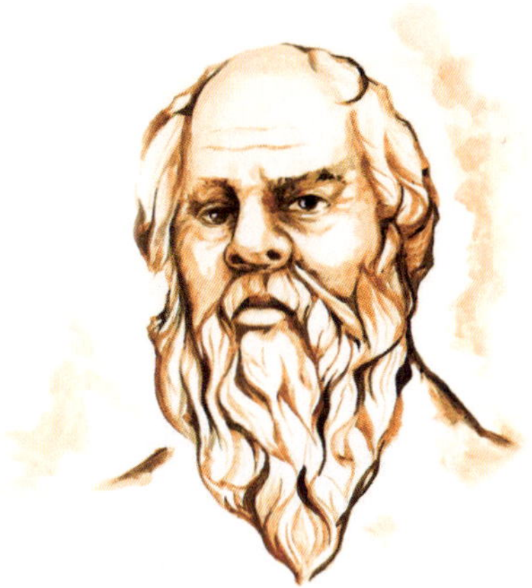

»Frage den Kranken erst, ob er bereit ist, alles aufzugeben, was ihn krank macht. Erst dann darfst Du ihm helfen!«

Sokrates (469–399 v. Chr.)

Kapitel II

WAHRNEHMEN – BEWERTEN – ENTSCHEIDEN – HANDELN

1. Die Individualität aller Wesenheiten

Seit den Zeiten der griechischen Hochkultur glaubt ein Großteil der Menschheit, dass ein Atom das kleinste Teil bestehender Materie sei. Die moderne Wissenschaft mit ihrer Erforschung der Elektronen, Protonen und Neutronen und der unterschiedlichen Isotope verschiedener chemischer Elemente hat uns eines Besseren belehrt. Die Erforschung des Mikrokosmos geht ebenso atemberaubend in immer kleinere Strukturen wie die Erforschung des Makrokosmos in immer größere.

Machen wir unsere Betrachtung betreffend der Individualität jeglicher Wesenheit an der Betrachtung der Schneeflocke fest. Wir stellen fest, dass es keine einzige Schneeflocke gibt, die einer anderen zu 100 % gleicht. Schauen wir uns die Menschen an, so sind wir mittlerweile 8 Milliarden Exemplare unserer Spezies, und kein einziger Mensch gleicht dem anderen bis in die letzte Vergleichbarkeit.

Die NaturKunde ist der Überzeugung, dass die Individualität aller Wesenheiten durchgängig aus den kleinsten Fraktalen des Mikrokosmos über Pflanze, Tier und Mensch hinausreicht bis zur Individualität der Planeten, der Sonnen, der Kosmen, der Galaxien und weiter und höher hinaus. Die NaturKunde ist der festen Überzeugung, dass die Individualität aller Wesenheiten auch dem Atom eigen ist. So wie jede Frau dieses Planeten ein Individuum ist, so gilt das auch für das Sauerstoffatom, die Mutter allen Lebens auf der Erde. Ein solches kann mit einem oder mit zweien oder sogar drei Wasserstoffionen schwanger sein. Die Individualität aller Fraktale des Alls ist eines von dessen Hauptmerkmalen.

Diese Individualität ist nicht nur eine solche der materiellen Ausprägung, sondern auch eine solche der seelisch-geistigen. So wie es negative und positive chemische Elemente gibt, die entweder von der expansiven Schöpfungskraft dominiert werden wie zum Beispiel die Mineralstoffe, oder wie es negative Elemente gibt, die von der impansiven Komponente der Schöpfungskraft dominiert werden wie die Halogene, so gibt es diese beiden Urkräfte der Schöpfung, dieses quasi „Schöpfungspaar" auch in uns Menschen. Es ist das Paar oder Zweiergespann, welches unseren Körper durch unsere Inkarnationen führt. Der Hengst dieses Gespanns ist unser Geist, die Stute ist unsere Seele. Dieses Mann-Frau- bzw. Geist-Seele-Duo prägt ein Leben lang unsere Empfindungen und fällt unsere Entscheidungen. Die NaturKunde nennt dieses Gespann unser „Geseel".

Die Erkenntnis von der Individualität aller Wesenheiten führt zu deren Berücksichtigung und zur zurückhaltenden und respektvollen Bewertung einer jeden Wesenheit, die uns auf unserem Lebensweg begegnet. Die NaturKunde bewundert und respektiert den Reichtum der Schöpfungsvielfalt, hegt und pflegt für die Zukunft besonders wichtige Ausprägungen und hilft schwach ausgeprägten Strukturen und Erscheinungsformen durch ihre Inkarnation.

2. Alles kommuniziert

Bekanntlich reagieren nicht nur Menschen aufeinander, miteinander oder sogar gegeneinander. Selbst Materie auf der atomaren Ebene reagiert miteinander. Das kann zu inniger Vereinigung von Macho und Nymphe führen, wie z. B. zu derjenigen von Natrium und Chlor oder auch zu Abstoßungen gleichgeschlechtlicher Atome, wie z. B. zwischen Chlor und Sauerstoff.

Jede Reaktion resp. jede Handlung einer Wesenheit erfolgt entlang der Schöpfungsimmanenten Kommunikationskette: Botschaft – Wahrnehmung – Bewertung – Entscheidung – Handlung. Bereits die erste kommunikative Stufe, diejenige der Botschaft, senden dem Empfänger entscheidungsrelevante Kriterien der vorzunehmenden Bewertung. Diese Kriterien sind solche des Geschlechtes, der Qualität, der Absichten, der Potentiale usw. Nach dem Empfang dieses „ersten Eindruckes" wird bewertet, dann entschieden und schlussendlich gehandelt, oder die empfangene Botschaft wird ignoriert.

Die NaturKunde glaubt, dass alle von der Schöpfung geschaffenen Wesenheiten auf jeder Ebene und in jeder Dimension kommunizieren. Diese Kommunikation geschieht sowohl auf der rein energetischen und damit letzten Endes erotisch-geschlechtlichen Ebene als auch auf jeglicher in Materie organisierten Ebene.

Dabei kann die Organisation eine einfache sein wie beispielsweise diejenige in Atom oder Molekül oder eine komplexere in

Formen von Makromolekülen, Aminosäuren, Würmern, Vögeln oder Fischen oder auch von Menschen und Gestirnen. **Alles kommuniziert. Alles sendet, nimmt wahr, bewertet, entscheidet und handelt oder handelt nicht, aus welchen Gründen auch immer.**

Logischerweise geht die NaturKunde davon aus, dass nicht nur wir Menschen miteinander per Sprache, Blicke oder Berührungen miteinander kommunizieren, sondern dass Hund und Katze, Vögel und Fische ein Gleiches tun.

Schon die deutsche Sage berichtet, dass Siegfried plötzlich die Sprache der Vögel verstand, als er sich mit Fafnirs Drachenblut bestrichen hatte. Die gleiche Erkenntnis findet sich in einem Gedicht des großen Naturbeobachters und Naturkenners Hermann Löns in dessen Gedicht „Höret".

So wie alle Wesenheiten der Schöpfung mit eigenen Artgenossen und auch nach außen kommunizieren, so haben selbstverständlich auch alle von der Schöpfung geschaffenen Wesenheiten ein Geseel. Dieses hat sicherlich unterschiedliche Energiequanten und auch unterschiedliche Intelligenzquotienten. Es ist immer wieder Qualität und Quantität, ob des Geseels oder der materiellen Körperlichkeit, welche die Wesenheiten des Alls unterscheiden.

Aber eines haben alle gemeinsam. Als rein energetische oder als Semi-Energie-Materie-Wesen haben sie alle die Anlage und die Fähigkeit, ohne jegliche Ausbildung genossen zu haben, miteinander zu kommunizieren. Wenn sie das nicht könnten, würden die Geschlechter nicht zueinander finden, um ihre Spezies zu erhalten und Freude an ihrer Existenz zu haben und diese auszudrücken!

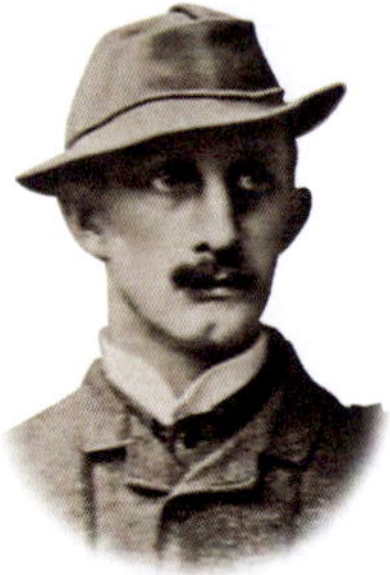

“

Es gibt nichts Totes auf der Welt,
hat alles sein' Verstand.
Es lebt das öde Felsenriff,
es lebt der dürre Sand.

Lass Deine Augen offen sein,
geschlossen Deinen Mund,
und wandle still, so werden Dir
geheime Dinge kund.

Dann weißt Du, was der Rabe ruft
und was die Eule singt.
Aus jedes Wesens Stimme Dir
ein lieber Gruß erklingt.

”

Hermann Löns (1866–1914)

3. So entscheidet die Natur

Viele Menschen können sich schlecht entscheiden. Sie müssen immer noch einmal „darüber schlafen". Dabei kann man Entscheiden ganz einfach lernen, weil Entscheiden ganz einfach ist. Wir machen es wie jedes Atom und jedes Molekül. Wir entscheiden wie Wurm, Fisch, Vogel, wie der Tiger oder der entscheidungssichere Mensch.

Die Entscheidungskette ist von Atom bis zu unserer visuellen oder anderen Sinneswahrnehmung immer die Gleiche: Die Wahrnehmungs- und Entscheidungskette der Natur heißt:

Wahrnehmung – Bewertung – Entscheidung – Handlung

Man muss nur alle Stufen konditionieren und schärfen. Die Wahrnehmung fußt auf einem Kontinuum von Aufmerksamkeit. Hat man diese Aufmerksamkeit nicht, dann kommt es zum Verschlafen von Wahrnehmungen oder zu unscharfen Wahrnehmungen oder sogar zu falschen und in die Irre führenden.

Das Bewerten will gelernt sein als entweder „gut für mich" oder „schlecht für mich". Aufgrund der vorgenommenen Bewertung wird entschieden, ob Formen der Akzeptanz oder ob Formen der Zurückweisung praktiziert werden.

Und dann ist in der vierten Stufe der Entscheidungskette zu handeln, und zwar als wie auch immer modifiziertes Akzeptanzhandeln oder als wie auch immer modifiziertes Zurückweisungshandeln. Wir Menschen tun uns mit der Findung von Entscheidungen schwer. Wir verheddern uns zu oft in der Etage der Bewertungen. Das geschieht besonders oft, wenn wir Menschen in ihrer von uns wahrgenommenen Wertigkeit und Leistung bewerten sollen oder wollen.

Zu oft führt diese nicht zu Achtung und Respekt, sondern zu Diskreditierung oder Abwertung, zu Verachtung, Missachtung oder sogar zu Spott. Hier hat Menschenerziehung anzusetzen mit dem Ziel, dass wir nicht nur unseren Mitmenschen mehr Respekt und Achtung entgegenbringen, sondern diese Bewertungen gleichermaßen auf die uns umgebende Natur und die von der Schöpfung hervorgebrachten Wesenheiten übertragen.

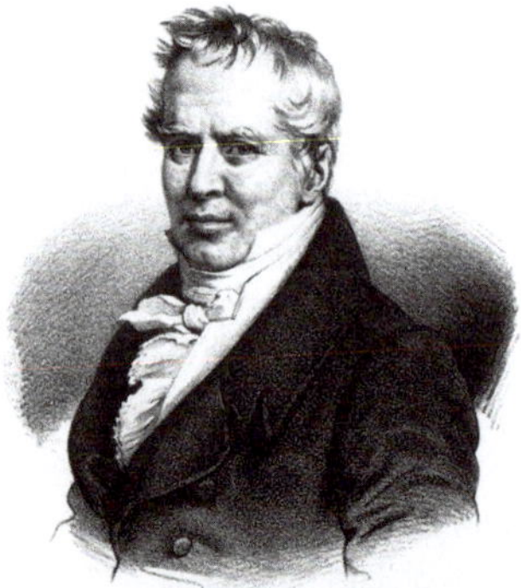

»Jedes Naturgesetz, das sich dem Beobachter offenbart, lässt auf ein höheres und noch unbekanntes schließen.«

Alexander von Humboldt (1769–1859)

4. Konfrontation oder Isolation?

Was haben wir für ein Schöpfungsverständnis? Wie ist die Natur uns gegenüber eingestellt? Ist die Schöpfung für uns? Oder ist sie gegen uns? Ist die Welt voller Naturgewalten, die immer wieder das Glück und die Entwicklung des Menschen stören, und ist die Natur voller Kleinstlebewesen, die von Natur und Schöpfung dafür vorgesehen sind, unseren Organismus, unseren Körper und unser Leben zu zerstören?

Die NaturKunde beantwortet alle diese Fragen mit „NEIN". Sie sieht und hat eine Schöpfung, die hyperintelligente Wesenheiten schafft, die sie liebt und entwickelt, die sie fördert, aber auch immer wieder fordert. Das tut sie mit in aller Regel vorhersehbaren „Naturgewalten" oder auch mit mehr oder weniger großen „Erregern", welche in der NaturKunde die Bezeichnung „Wachhalter" tragen.

Zitieren wir den großen Naturbeobachter und Naturkenner Johann Wolfgang von Goethe:

„Wir haben die Natur verlassen, nicht die Natur uns!"

Wir isolieren uns in unseren Häusern und Räumen vor der Natur. Wir verfolgen jede Maus, Spinne oder Mücke und in den letzten Jahrzehnten Floh, Laus und seit Louis Pasteur Mikroben und Viren. Alle diese Wesenheiten sind Geschöpfe der Natur, von der Schöpfung erschaffen in der großen Kette der Wesenheiten. Diese beginnt mit dem Atom und endet mit der Zentralsonne. Sie schafft Kosmen, Galaxien und das große weite All.

Die NaturKunde sieht die Natur als eine große Gemeinde von koninkarnierten Symbionten. Jeder Symbiont, ob Mensch, Tier oder Pflanze, ist aufgefordert, seine eigenen Stärken und Wesenheiten zu hegen und zu pflegen. Er ist von der Schöpfung nicht aufgefordert, andere Wesenheiten zu vergiften oder sogar zu vernichten. Die NaturKunde fordert uns Menschen auf, mit unseren Mitbewohnern, so groß oder so klein sie auch sein mögen, auf unserem Heimatplaneten Erde in friedlicher Eintracht zusammenzuleben, und unsere eigene Spezies gesund und leistungsfähig zu halten.

Insonderheit sind Schwächungen des eigenen Organismus und seiner Funktionen durch Übertreibungen und Unterlassungen zu vermeiden. Zu vermeiden ist auch die Bekämpfung von Symbionten und Wachhaltern im eigenen Körper, was unweigerlich zur Schwächung von eigenen Strukturen und Organen und derer Funktionen führt.

Die Empfehlung der NaturKunde heißt: „Bewegt Euch in der Natur, in hellem Licht und frischer Luft. Lebt von, in und mit der Natur und nicht gegen sie! Kehrt zur Natur zurück. Vermeidet jede Schwächung Eures Organismus! Nutzt die mannigfaltigen Möglichkeiten, Euren Organismus zu stärken!

Trainiert Eure Lunge und Euren Atem! Trainiert Eure Muskeln! Trainiert Euer Immunsystem und stärkt es durch eine mineralstoff- und vitalstoffreiche Ernährung! Trainiert Euer Gedächtnis, Euren Intellekt und Eure Sprache! Seid und bleibt stark und lebt in Frieden mit der Natur und ihren Geschöpfen!"

Bis vor einigen Jahrzehnten haben wir Menschen Äpfel und Mandeln gegessen, Haselnüsse und Walnüsse verzehrt, Weißkohl und unzählige Gemüse- und Obstsorten gegessen, ohne dass wir damit Probleme mit unserer Verdauung oder mit unserer Haut bekommen hätten. Plötzlich gelten unzählige natürliche Lebensmittel als allergen. Aus dieser Behauptung wird die Empfehlung abgeleitet, diese Lebensmittel zu meiden. Dieses Verhalten sieht die NaturKunde als diametral falsch an.

Der Apfel ist immer noch der Apfel, und eine Walnuss ist immer noch eine Walnuss. Aber der Mensch unserer modernen Zeit ist nicht mehr der Mensch, der er seit Urzeiten war. Er besitzt nicht mehr die ihm von der Schöpfung verliehene starke, gesunde Verdauung, die fröhliche Zeugungskraft und immer weniger die intellektuelle Kraft, Ursachen und Wirkungen eigener Entscheidungen, eigenen Verhaltens und sonstiger eingetretener Entwicklungen zu erkennen und sinnvoll zu beantworten.

Leider ist es nicht nur der menschliche Körper, der im Laufe der letzten 200 Jahre seine alte Qualität und Stärke eingebüßt hat. Von diesem Qualitätsverfall sind auch viele Obst- und Gemüsesorten betroffen. Heute schmecken Erdbeeren, Tomaten und Radieschen nicht mehr so aromatisch wie früher. Sie enthalten auch nicht annähernd mehr so viele Mineral- und Nährstoffe wie vor Jahrhunderten.

Der Weg der Vermeidung behaupteter Allergene, der Weg der Isolation, ist leider der Weg zu immer weiterer Schwächung des eigenen Organismus. Die Auseinandersetzung mit den natürlichen Stoffen der Natur unterbleibt. Zahllose Drüsen, Sekrete, Enzyme usw. werden nicht mehr benötigt. Ihre Produktion wird eingestellt, wodurch eine ständig fortschreitende Schwächung des Gesamtorganismus und seiner Funktionen eintritt.

Der Weg zurück zu der uns von der Schöpfung geschenkten Stärke führt über eine vorsichtige Konfrontation mit kleinsten Mengen der behaupteten allergenen Stoffe bei gleichzeitiger Stärkung des Organismus und seiner Funktionen mit einer so vielfältigen wie energiereichen Ernährung. Diese sollte hauptsächlich auf lokalen Gemüsen und Obstsorten fußen und auch einen moderaten Anteil an frischer Rohkost enthalten. Bei der versuchten Stärkung eines schwachen Organismus ist desto behutsamer vorzugehen, je psychisch und physisch schwächer der Organismus ist oder geworden ist.

Der Weg in die Isolation hat sich ebenso als Sackgasse erwiesen wie derjenige der Bekämpfung angeblicher Erreger. Wenn diese Bekämpfung dann auch noch angeblich präventiv an gesunden Menschen betrieben wird, dann erleidet unsere ganze Spezies eine durchgängige Schwächung des Immunsystems, ihrer Fähigkeiten gesunden Stoffwechsels, gesunder Verdauung und gesunder Zeugungsfähigkeit. Zur Überwindung dieser „neuen Schwächen" entsteht logischerweise ein hoher Bedarf an Mitteln, diese Probleme zu überwinden, die es bisher gar nicht gegeben hat.

5. Ominimolekularität vs. Isolate

Wenn wir chemisch und genetisch unveränderte Pflanzen oder auch tierische Produkte wie Fleisch, Milch, Eier oder andere verzehren, dann essen wir mit jedem Bissen unzählige verschiedene Substanzen, die in schöpfungsgegebener Symbiose in diesen pflanzlichen oder tierischen Produkten zusammenwirken. An deren Konsum ist unser Organismus seit unzähligen Generationen gewöhnt. Die alten Kulturen Chinas, Indiens und Europas, auch die indianische Welt, haben alle diese Pflanzen und Stoffe erforscht und bewertet und waren in der Lage, über ihre Medizinmänner, über die europäische Volksheilkunde oder über chinesische oder indische Gesundheitslehren die Menschen vom Nutzen oder möglichen Schaden bestimmter Pflanzen zu unterrichten oder sie vor Schäden zu bewahren.

Die moderne Chemie sucht und forscht seit einigen Jahrhunderten nach einzelnen Stoffen, um mit extrahierten Isolaten oder künstlich geschaffenen Substanzen besondere Wirkungen zu erzielen. Die Wirkung derartiger Isolate kann in der Tat verblüffend und für eine bestimmte Zeit von Nutzen sein. Wir haben jedoch zu bedenken, dass wir Menschen in einer schöpfungsgegebenen Iso-Ionie, also Balance, aller unserer körperlichen Bestandteile leben. Das bezieht sich besonders auf das Mischungsverhältnis von basenbildenden Mineralstoffen zu säurebildenden Halogenen. Diese Mischung beinhaltet eine schöpfungsgegebene Dominanz der Mineralstoffe mit der Folge einer leichten Alkalität unserer Flüssigkeiten und Gewebe. Diese Alkalität liegt bei ca. pH 7,2 unserer Gewebe und bei ca. pH 7,35 bis 7,45 unseres Blutes.

Isolate stören mit ihrer Dominanz eines einzigen oder einiger weniger chemischer Elemente die Iso-Ionie, gemeint ist die unsere menschlichen Spezies eigene und ewig gleichbleibende Zusammensetzung unserer chemischen Stofflichkeit, und zwingen den Organismus, zwecks Aufrechterhaltung seiner Säure-Basen-Balance, seines Blutdruckes, seiner Körpertemperatur und seiner Gesamtisoionie zur Mobilisierung von Substanzen, um den Zustand der schöpfungsgegebenen Iso-Ionie aller Stoffe aufrechtzuerhalten oder wiederherzustellen. Insofern führt der Konsum von Isolaten über kurz oder lang zu Verlusten wichtiger Substanzen aus den Schatzkammern unseres Körpers. Das sind unser Haarboden und unsere Knochen, unsere Gefäße, Bänder, Knorpel und auch unser Blut und unsere Lymphe.

Die NaturKunde rät zu einer omnimolekularen und basenüberschüssigen Ernährung, vorwiegend bestehend aus Gemüsen, Kräutern, Samen und Nüssen, begleitet von einem Anteil Obst und natürlich auch von einem Anteil an Eiweißen und Fetten. Fette können desto eher und mehr konsumiert werden, je stärker Leber- und Gallenfluß ausgeprägt sind. Eiweiße und Fleisch können desto mehr und desto öfter konsumiert werden, je stärker der Magen und seine chemischen Funktionen ausgeprägt sind.

Ebenso wie Isolate die Iso-Ionie, also die ewig gleichbleibende Zusammensetzung unserer Körpersubstanz stören, so tun das auch Säuren und die Gifte und Schadstoffe unserer modernen Zivilisation. Beispielhaft seien die Säuren angeführt, die bei anaerob betriebener Muskelüberbeanspruchung entstehen. Das sind die Milchsäure, aber auch die Harn- und die Kohlensäure.

Alle diese Säuren zwingen den Organismus, aus seinen Mineralstoffdepots neutralisierende Substanzen zu mobilisieren. Diese Substanzen entnimmt der Organismus bei dem einen Menschen dem Haarboden und bei anderen Menschen den Knochen, Knorpeln, Sehnen oder auch dem Blut. Mögliche Folgen sind Haarverlust, Osteoporose, Sportverletzungen oder auch Eisenmangel. Die NaturKunde rät deshalb zu einem vorsichtigen Umgang mit dem eigenen Körper, rät von Überbeanspruchungen der eigenen Leistungsfähigkeit ab und rät, wie es schon Hippokrates vor 2.500 Jahren getan hat, eher zum moderaten Gehen.

Bei Verwendung und Konsum von Isolaten ist immer die temporäre Komponente der Einnahmedauer und auch die Verzehrsmenge mit Vorsicht und aufmerksamer Beobachtung zu handhaben. Kurzfristige Erfolge sind so wahrscheinlich wie möglich. Sie sollten jedoch nicht zwingend zum Dauerkonsum dieses als nützlich wahrgenommenen Isolates führen. Hat das Isolat seine helfende und/oder geleerte Speicher auffüllende Wirkung erfüllt, dann hat es in der Regel seine Pflicht getan. Diese Erkenntnis gilt auch für isolierte Vitamine und Mineralstoffe.

Isolate – Retter und/oder Störer unserer Iso-Ionie

· Vitamine	· Bohnenkaffee
· Aminosäuren	· Zucker
· Hormone	· Kochsalz
· scharfe Gewürze	· Mineralstoffe
· Alkohol	· Arzneimittel

6. Der Sauerstoff, unser Mutterstoff

Für die meisten Menschen ist Sauerstoff ein wichtiger Bestandteil unserer Atemluft, ein Gas, ein Element des chemischen Periodensystems. Für die NaturKunde ist Sauerstoff die Mutter des Lebens auf unserem Planeten.

Wir Menschen können wochenlang überleben, ohne feste Nahrung zu uns zu nehmen. Wir überleben nur wenige Tage ohne Wasser und nur wenige Minuten ohne Sauerstoff bzw. ohne Gasversorgung. Ob Pflanze oder Tier – wir alle sind mehr oder weniger ausgeprägte Wasser- bzw. Gaswesen. Unser vordergründiges Lebenselixier ist das Wasser, das hintergründige Lebenselement ist der Sauerstoff. Diesen bezeichnet die NaturKunde als den Mutterstoff allen Lebens.

In Analogie zur Paarung von Mann und Frau beobachtet die NaturKunde auf der atomaren Ebene die Paarung von Wasserstoff und Sauerstoff. Dabei ist der Wasserstoff der Mann und der Sauerstoff die Frau, ob als Mädchen oder Braut oder Frau und Mutter.

Der Wasserstoff gehört zu den positiven, sprich männlichen Elementen des Periodensystems, der Sauerstoff zu den negativen, sprich weiblichen Elementen. Die NaturKunde beobachtet analoge Vorgänge der Paarung, der Zeugung, der Separierung der Geschlechter, deren energetische Regenerierung „im Himmel", die erneute Erstarkung von Eros und Zeugungskraft und dann die Geburt von Kindern, deren Lebensweg bis zum Tod, dann die Regenerierung der Seelen im Jenseits, alles in schöner Analogie des Paares Mann und Frau zum Paar Wasserstoff – Sauerstoff.

Schauen wir uns den Weg des Wassers an. Es regnet mit Tropfen, Flocken oder Hagelkörnern vom Himmel. Es durchfeuchtet den Boden und quillt in Quellen und Bächen aus diesem heraus.

Es bildet Flüsse und Seen und mündet letzten Endes in die Meere unseres Planeten, aus denen es verdunstet und dorthin aufsteigt, woher es gekommen ist, zurück in den Himmel.

Bald trennen sich die Elemente, und Wasserstoff und Sauerstoff separieren sich. Der reine Sauerstoff steigt bis in Höhen von 10.000 Metern und höher hinauf, wird von der Sonne beschienen und zeigt uns seine blaue Farbe, die unserem Planeten den Namen gegeben hat: Der Blaue Planet. Der Wasserstoff ist farblos. Er ist die pure positive Energie.

Die sichtbaren und unsichtbaren Strahlen, Wellen und Frequenzen des Kosmos regenerieren die im Wasserstoff radiästhetisch rechtsdrehend wirkenden Kräfte, was gleichzeitig regenerierend mit den radiästhetisch linksdrehenden „weiblichen" Kräften des Sauerstoffes geschieht. Bald finden die Elemente zu alter erotischer Kraft zurück, werden durch aufgenommene Energie messbar schwerer, sinken wieder hernieder resp. werden von der Erdanziehung angezogen. Bald vereinigen sie sich, und in den Lufträumen der Erde wird ganz oben ein Dunst sichtbar, der in Teilbereichen unseres Planeten Chi genannt wird.

Der Dunst sinkt weiter hinunter, und wir beobachten jagende und schnell fliegende Gebilde, teils noch Dunst, teils schon Wolke.

Wir sind in der Pubertät des Wassers angelangt, in welcher die Geschlechter anfangen, miteinander zu spielen. Diese Spiele führen bei uns Menschen zur Schwangerschaft der Frau, im Himmel zur Wolkenbildung. Diese tritt uns anfangs als der weißen Braut gleichende Schönwetterwolke entgegen, am Ende als große dunkle Regenwolke. Das ist das Stadium vor der Geburt, ob von Babys oder von Regentropfen. **Die NaturKunde ist eine demütige Verehrerin des Sauerstoffes, den sie in Hochachtung und ehrfurchtsvolle Liebe den „Mutterstoff unseres Planeten" nennt.**

Seit Jahren beobachten wir eine bedauerliche Entgleisung unserer Menschheit mit abertausenden, wenn nicht zigtausenden von düsengetriebenen Flugzeugen, die in allen Teilen und Kontinenten der Welt uns unbekannte Chemikalien versprühen und gleichzeitig den Sauerstoff im Stadium seiner reinsten Jungfräulichkeit missbrauchen. Diese planetarische Verfehlung gehört schnellstens beendet, wenn in den riesigen Lufträumen der Erde nicht großer Schaden für den ganzen Blauen Planeten entstehen soll. Er scheint in Gefahr, zum grauen Planeten zu werden.

Das Leben des Wassers

Auf Erden:

Regentropfen · Pfütze · Bach · See · Fluss · Meer · Dampf · Separierung in Wasserstoff und Sauerstoff

Im Himmel:

Wasserstoff · Sauerstoff · Energetische Regenerierung · Aufblühender Eros · Dunst · Verbindung · Wolke · Regentropfen

7. Die Menge macht das Gift

„Die Menge macht es, dass ein Stoff Gift oder Arznei sei", formulierte bereits vor Jahrhunderten Paracelsus kurz und treffend. Seine Erkenntnis gilt für die richtige Menge Salz in der Suppe, für den Konzentrationsgrad von Wasserstoffperoxid im Gurgelwasser, für die Intensität einer Umarmung oder was der Vergleiche mehr sein mögen.

Der westfälische Bauer bringt es auf den Punkt und formuliert: „Wat den Een sin Uhl, dat is den Annern sin Nachtigall". Will heißen, dass für die Anwendung von Medikamenten und Salz, von Liebe, Zucht und Disziplin für jeden Menschen sein eigenes individuelles Maß gilt.

Im Übrigen gibt es auf unserem Planeten, und dieses Gesetz ist sicherlich ein universelles, nicht das absolut Gute und das absolut Böse. Es gibt nur das „gut für" und das „schlecht für". Für Menschen und Völker vom Stamme NIMM bringt jede Lüge und jeder Krieg pekuniären Gewinn und Seelenfreude und führt zu Feiern und Gelagen. Der Stamm GIB, der Stamm der Heger und Pfleger, freut sich, wenn seine Felder, Wälder und Familien gedeihen und wenn seine Arbeit in Feld und Fabrik, in Schule und Universität Früchte der Wissensvermehrung und der ethischen Höherentwicklung trägt.

Die NaturKunde lehrt, dass auf unserem Planeten alles relativ ist. Sie lehrt, dass wir hier auf dem Planeten der „Aufmerksamkeit" leben, dass alle Wesenheiten eigenständige Individuen

sind und dass es eines hohen Maßes an Individualbetrachtung und an Sorgfalt der viele Faktoren berücksichtigenden Entscheidungen bedarf, um in Harmonie und erfolgreicher Entwicklung zusammen zu leben.

Die Betrachtung von Mengen ist dabei eher eine solche der Bescheidung und Bescheidenheit als eine solche, die ewiges Wachstum anstrebt. Weniger ist oft „mehr".

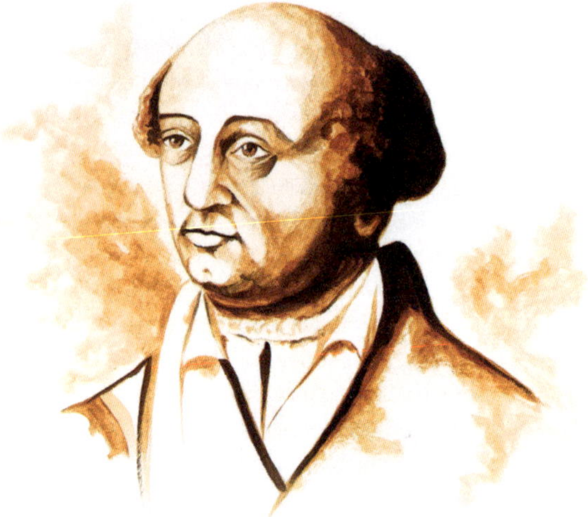

» **In der notwendigen Menge ist jeder Stoff Gift oder Arzneimittel.** «

Paracelsus (1493–1541)

8. Geist ♂ und Seele ♀, das Geseel ⚥ des Menschen

„Geschlecht ist in allem", lautet einer der Hermetischen Lehrsätze. Die Geschlechtlichkeit der von der Schöpfung erschaffenen Wesenheiten resultiert aus ihrer eigenen Geschlechtlichkeit, die sie logischerweise auch den von ihr geschaffenen Wesenheiten auf deren Lebensweg mitgibt. Alle diese Wesenheiten sind integrale Bestandteile der Schöpfung, selber entscheidungsfähig, lebens- und zeugungsfähig.

Geschlechtlichkeit ist jedoch nicht nur auf der Ebene materialisierter Strukturen z. B. als Mann und Frau zu beobachten. Geschlechtlichkeit gibt es auch in der immateriellen Dimension, die jedes Lebewesen lenkt und leitet, vertreten durch Vater Geist und Mutter Seele.

Um diese Bipolarität der eigenen Energetik wissen viele Menschen und denken und entscheiden bipolar. Sie entscheiden immer nach intensiver Kommunikation zwischen „Kopf" und „Bauch".

Sie wissen, dass der Bauch möglicherweise anders entscheidet oder zumindest rät, als es der Geist gerne möchte. Unser Geist ist von der Vernunft bestimmt, unsere Seele von der Phantasie. Aber es sind auch Kriterien von Mut und Übermut, von Rücksichtslosigkeit und Ausbeutung, welche Kriterien des Geistes sind.

Demgegenüber bestimmen Rücksicht und Vorsicht, Hege und Pflege und phantasievolle Träume von Glück, Vertrauen und einer schönen Zukunft die Dimension der Seele.

Nehmen wir diese beiden Geschlechtsbestimmungen unseres Geistes als von männlicher Qualität und unserer Seele als von weiblicher Qualität zur Kenntnis. Beide sind absolut gleichwertig, wie auch die beiden Geschlechtlichkeiten der Schöpfung gleichwertig sind.

Logischerweise haben beide Energien in unserem Körper eine gleiche Zahl von Sinnen ausgeprägt:

Sinne des Geistes	**Sinne der Seele**
· Gedächtnis	· Riechen
· Intellekt	· Hören
· Instinkt	· Sehen
· Phantasie	· Fühlen
· Verstand	· Schmecken
· Begabung	· Intuition

Denken Sie an das Gesetzt des Universums: „Alles ist relativ." Es gibt nicht das absolut Gute, und es gibt nicht das absolut Böse. Es gibt nur „gut für" oder „schlecht für". Also ist der Geist weder gut noch schlecht, weder positiv noch negativ, und auch sind die Sinne der Seele weder positiv noch negativ, weder gut noch schlecht.

In unserer menschlichen Spezies unterscheiden wir zwei sehr unterschiedliche Charaktere. Es gibt den Charakter vom Stamme GIB, und es gibt den Charakter vom Stamme NIMM. Der Stamm GIB hegt und pflegt, respektiert und liebt. Er achtet auf schonenden Umgang, bescheidet sich und zielt auf Höherentwicklung.

Der Stamm NIMM lügt und täuscht, plant Ausbeutung und erzielt seine Erfolge mit listenreicher Berechnung, mit geglücktem Betrug und erfolgreicher Cleverness. Es ist nicht entscheidend, dass man Phantasie, Intellekt oder Instinkt hat. Es ist entscheidend, was man damit macht, in welche Richtung man entscheidet.

Wir Menschen reden gerne von unserem Körper, von unserem Geist und von unserer Seele. Die NaturKunde sieht unseren Körper in der weiblichen Geschlechtsform als Frau und in der männlichen Form als Mann. Sie sieht unseren Geist als immaterielle Ausprägung der männlichen Schöpfungsenergie und unsere Seele aus Ausprägung der weiblichen Schöpfungsenergie. Dieses Entscheidungsgespann führt unseren Körper durch unser Leben. Die beiden gleichberechtigten Partner des Gespanns, unser Geist und unsere Seele, treffen in wechselseitiger Abstimmung Entscheidungen für unser Tun und unser Unterlassen, für den Sexual- oder Lebenspartner, für Kleidung oder für welche großen oder kleinen Entscheidungen auch immer.

Die NaturKunde nennt dieses Gespann unser „GESEEL". Im Volksmund wird mancher Mensch als „eine Seele von Mensch" bezeichnet. Einem anderen wird „unbelehrbare Kopflastigkeit" vorgeworfen. Dieser Kopflastige ist berechnend, wissenschaftlich-materialistisch orientiert, im Zweifelsfalle starrsinnig und egoistisch.

Die „Seele" ist im Leben die treusorgende Frau, Mutter und Großmutter, oder in der Öffentlichkeit die so fürsorgende wie ggf.

liebevoll-strenge Schuldirektorin, Kindergärtnerin, Leiterin eines Pflegeheimes o. ä. Die NaturKunde möchte mit der von ihr geschaffenen Begrifflichkeit „GESEEL" verdeutlichen, dass es sich bei unserem Entscheidungsgremium um zwei gleichberechtigte Partner handelt, deren männlicher Teil, der Geist, vom Stamme NIMM und deren weiblicher Teil vom Stamme GIB ist. Kluge Menschen fällen Entscheidungen im gedanklichen Wechselspiel der Befragung von Kopf und Bauch.

Der Bauch repräsentiert die eine Hälfte des Lebens, das Wachsen und Werden, das Hegen und Pflegen. Die andere Hälfte des Geseels, unser Geist, stellt die zweite Hälfte des Lebens dar, unser Erleben und Verleben, unsere Verausgabungen an Gesundheit, Geld und Gut. Dieser Teil repräsentiert auch Egoismus und Berechnung und im Zweifelsfall skrupellose Bereicherungen.

Aus der unterschiedlichen Ausprägung der beiden Hälften unseres Geseels ergeben sich unsere Entscheidungen, unsere Verhaltensweisen und das, was wir Charakter nennen. Deshalb zitiert die NaturKunde gern den Aphorismus von Charles Reade. Als Quelle gilt auch der Talmud.

„Achte auf Deine Gedanken, denn sie werden Worte.
Achte auf Deine Worte, denn sie werden Handlungen.
Achte auf Deine Handlungen, denn sie werden Gewohnheiten.
Achte auf Deine Gewohnheiten, denn sie werden
Dein Charakter.
Achte auf Deinen Charakter, denn er wird Dein Schicksal."

9. Geld oder Gesundheit? – Wer regiert die Welt?

Seit Jahrhunderten regiert ein Phänomen den Gang der Dinge auf unserem Planeten; das Geld. Keiner weiß, ob wir Menschen uns resignierend der in der Tat zu beobachtenden Geldherrschaft unterworfen haben, oder ob dieser Spruch von denen in die Welt gesetzt worden ist, die uns mit ihrem Geld und mit von ihnen geschaffenen Gesetzen beherrschen.

Woher der Spruch auch immer stammen mag, die Herrschaft des Geldes ist ein nicht zu leugnendes Phänomen, und wir beobachten, dass die großen Vermögen immer größer werden, während Otto Normalbürger und Frau Müller Probleme haben, über den Monat mit ihrem Geld auszukommen.

Seien wir mutig und ändern den Spruch der Geldherrscher, indem wir ihnen unseren Anspruch an die Herrschaftsstruktur der Zukunft entgegenhalten. Dieser Spruch des gesunden Menschen und des gesunden Menschenverstandes lautet:

„Gesundheit regiert die Welt!"

Die letzten Jahrhunderte haben uns gelehrt, dass wir Menschen immer kränker wurden und mittlerweile ein Drittel unserer gesamten Lebensleistung für die versprochene, von unserem „Gesundheitssystem" jedoch nicht gelieferte Erhaltung unserer Gesundheit oder deren Zurückgewinnung aufzuwenden haben. Die Gesundheit haben wir weder bewahrt, noch wird sie präventiv gelehrt und gepflegt.

Nehmen wir die Sache also selbst in die Hand und fangen mit dem Spruch an, den uns schon der Philosoph Seneca des Alten Rom lehrte: „Gesundheit beginnt im Kopf!“. Im Kopf beginnt der Weg in die zukünftige Welt der Gesundheit mit der Entscheidung: „Ich kümmere mich in Zukunft in eigener Verantwortung um meine Gesundheit und um meinen Körper!“.

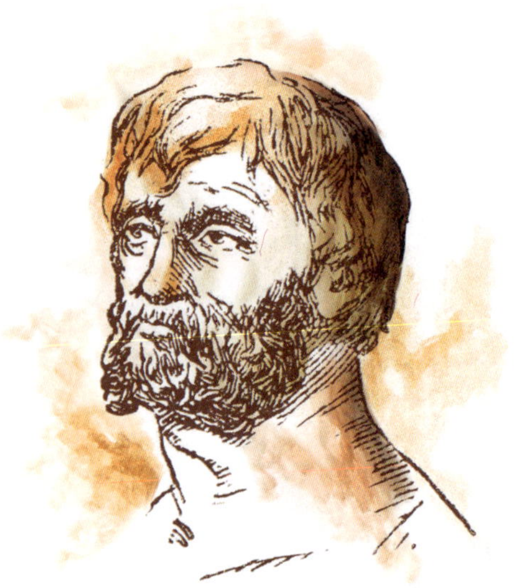

» **Gesundheit beginnt im Kopf!** «

Seneca (1–65 n. Chr.)

Kapitel III

DER MENSCHLICHE KÖRPER

1. Unser Körper, eine Idee der Schöpfung

Die NaturKunde betrachtet unseren Körper als eine eigenständige Wesenheit. Diese Wesenheit namens „menschlicher Körper" hat der griechische Philosoph Aristoteles vor 2.350 Jahren als eine „Idee der Gottheit" bezeichnet. Die NaturKunde formuliert: „Der menschliche Körper ist eine geniale Idee der Schöpfung." Diese geniale Wesenheit lebt und funktioniert bestens mit lediglich einem geringen Zutun des Betreibers. Dieser Betreiber, das ist unser Geseel, bestehend aus unserem Geist und unserer Seele.

Dieses Geseel bekommt von der Schöpfung einen Körper zur Verfügung gestellt, wenn es sich entschieden hat, zu reinkarnieren und wenn es sich als würdig erwiesen hat, nach einer Phase der Regenerierung in der immateriellen Dimension einen neuen Körper geschenkt zu bekommen. **Dieser Körper ist ein hyperintelligentes, integeres und allzeit loyales Geschenk der Schöpfung an unser Geseel. Wir sollten ein Leben lang stolz darauf sein, von der Schöpfung für würdig befunden worden zu sein, ein derartig wertvolles Geschenk bekommen zu haben.**

Diese Wesenheit Körper ist ein Wunderwerk von Lebensfähigkeit, voll von Schöpfungsprogrammen, die wir Menschen in ihrer Genialität niemals erkennen werden. Derartige Schöpfungsprogramme sind beispielsweise unser Stoffwechsel und auch die Entwicklung unseres Körpers im Mutterleib.

Wir sollten unsere Kinder so früh wie möglich die Funktionen und Programme ihres Körpers lehren. Wir sollten sie mit den Programmen der Versorgung ihres Körpers, seiner kontinuierlichen Reinhaltung und ebenso seiner kontinuierlichen Reinigung vertraut machen. Wir sollten sie auch Möglichkeiten der Regenerierung lehren, welche notwendig werden wenn der Körper gelegentlich einmal zu Schaden gekommen sein sollte.

Dieses herrliche Vehikel unseres Geseels durch Raum und Zeit bedarf einiger grundlegender Kenntnisse und ein Leben lang einer intelligenten Pflege, um Gesundheit, Lebenserfolg, Lebensglück und Lebensfreude aufrecht zu erhalten. Leider geht in unserer modernen Zeit Gesundheit und Lebenskraft durch die vielen angepriesenen und verlockenden angeblichen Genüsse und deren Konsum zu schnell verloren und wird die Phase der Inkarnation, die ohne weiteres 120 bis 140 Jahre dauern könnte, auf 70 bis 90 Jahre verkürzt.

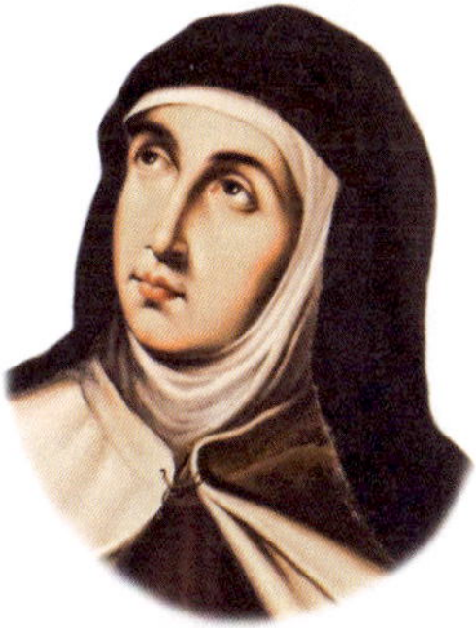

„Pflege Deinen Körper wie einen Tempel, damit Deine Seele gern darin wohnt."

Teresa von Ávila (1515–1582)

2. Unser Körper, ein Geschenk der Schöpfung

Der Mensch ist ein genetisch weit entwickeltes Säugetier. Er prägt als Frau das weibliche Geschlecht und als Mann das männliche Geschlecht aus. Die beiden Geschlechter zieht es nach Erlangung der Geschlechtsreife zwecks Erhaltung der eigenen Spezies durch Zeugung eigener Kinder zueinander hin.

Der Mensch durchläuft verschiedene Reifungs- und Alterungsstufen, bis er nach Jugend, Erwachsensein und Alter zwischen seinem 70. und seinem 100. Lebensjahr stirbt.

Mit seinem Tod löst sich das immaterielle zweigeschlechtliche Geseel, bestehend aus männlichem Geist und weiblicher Seele, aus dem eingeschlechtlichen entweder männlichen oder weiblichen Körper. Es wechselt aus dem Aufenthalt in carne während der Inkarnation in die Dimension in animo, ins Jenseits, zwecks Regenerierung der im Leben des Körpers verausgabten Lebensenergie und Zwecks Rückgewinnung des verlorenen Lebenswillens.

Die Schöpfung hat, geht es nach dem griechischen Philosophen Aristoteles, dem Geseel ein wunderbares Werkzeug zum Erleben der materiellen Welt zur Verfügung gestellt. Dieser herrliche Körper ist, wie Aristoteles formulierte, eine „Idee der Gottheit".

Mit diesem Körper kann sich der Mensch bewegen. Er kann die Genüsse der materiellen Welt schmecken und fühlen. Er kann mit den entsprechenden Organen alle Freuden des Eros, der Zuneigung und der Zärtlichkeit erfahren und erregen.

Der Besitz dieses Körpers kann und sollte jeden Menschen mit Glück und Stolz erfüllen. Damit dieses Glück und diese Freude lange währen, sollten die Menschen viel mehr Wissen zum sorgfältigen Umgang mit ihrem Körper gelehrt werden, als es bisher der Fall ist. Alle von der Schöpfung vorgesehenen Möglichkeiten und Wesenheiten des Körpers und seiner Organe sind zu trainieren, seien es die Beweglichkeit, der Eros, der Geist und die Seele. Dieses Training hat in Maßen und gekonnt zu geschehen. Unterlassungen und Übertreibungen sind zu vermeiden, so genussvoll sie auch kurzfristig wahrgenommen werden.

Geistige Wesenheiten:	Körperliche Wesenheiten:
· Wille	· Gaswesen
· Wollen	· Wasserwesen
· Können	· Alkaliwesen
· Handeln	· Wesen fester Materie
· Verantwortung	· Geschlechtswesen
· Berechnung	· Bewegungswesen
· Disziplin	· Schlauchwesen
· Entscheidungen	· Stoffwechselwesen
· Gedanken	· Energiewesen

Der Lebenswille des Menschen ist zu verstetigen. Sein Wollen ist je nach Ausprägung zu befeuern, zu kanalisieren oder zu disziplinieren. Sein Können ist zu schulen, sein Handeln zu beobachten, zu leiten oder zu unterstützen. Seine Verantwortung ist ihm zu übertragen oder zu entziehen. Sein berechnendes Wesen ist zu zügeln oder in rechte Bahnen zu lenken. Seine Befugnisse und seine Grenzen sind ihm aufzuzeigen.

Als Gaswesen bedarf er der kontinuierlichen Versorgung mit Sauerstoff und Stickstoff. Als Wasserwesen hat er sauberes und energiereiches Wasser zu trinken. Als Alkaliwesen hat er sich ein Leben lang mit basenbildenden Mineralstoffen zu versorgen. Das Gleiche gilt für ihn als Wesen fester Materie. Als Geschlechtswesen erfreue er sich am regelmäßigen harmonischen Umgang mit seinem anderen Geschlecht. Als Bewegungswesen bewege er sich regelmäßig ohne anaerobe Übertreibungen, und als Schlauchwesen trinke er viel Kräutertee und reines Wasser, esse möglichst viel Gemüse und Obst roh, damit er seine Schläuche des Blutes und der Nerven, der Lymphe und des Uro-Genital-Bereiches sauber und elastisch halte.

Wir Menschen sind für eine Lebensdauer von 120 bis 140 Jahren geschaffen. Wenn wir in Zukunft lernen, unseren Körper zu achten und zu lieben, stolz auf dieses Schöpfungsgeschenk zu sein, dann werden wir dieses Alter in Gesundheit erreichen. Dann werden wir bis zu unserem Tode alle Strukturen gehegt und gepflegt und alle geistigen, seelischen und körperlichen Wesenheiten genutzt und trainiert haben.

Der Körper ist unser intelligentestes, integerstes und loyalstes Geschenk der Schöpfung an unser Geseel für das Erleben einer glücklichen Inkarnation. Dieses Geschenk dient uns loyal und intelligent ein Leben lang. Die Schöpfung kommuniziert mit unserem Körper und sendet die verschiedensten Symptome, die unser Geseel zu verstehen hat. Oder unser Schutzengel spricht uns mit DU an, um uns zu raten oder um uns zu

warnen. Seien wir aufmerksam, hören wir auf die uns von der Schöpfung geschickten und von uns verursachten Symptome oder auf unsere Innere Stimme!

Betrachten wir und respektieren wir unseren Körper als unseren stummen und loyalen, aber auch als selbstbewussten Diener unseres Geseels. Hegen und pflegen wir seine Strukturen und Organe, seine Gewebe, Flüssigkeiten und Sekrete, damit wir lange die Freuden genießen können, die uns ein gesunder Körper schenken kann. Er ist eine eigene selbstständig und selbstbewusst verstoffwechselnde und reagierende Wesenheit, die jede Hege und Pflege, jeden Respekt und jede Achtung verdient hat!

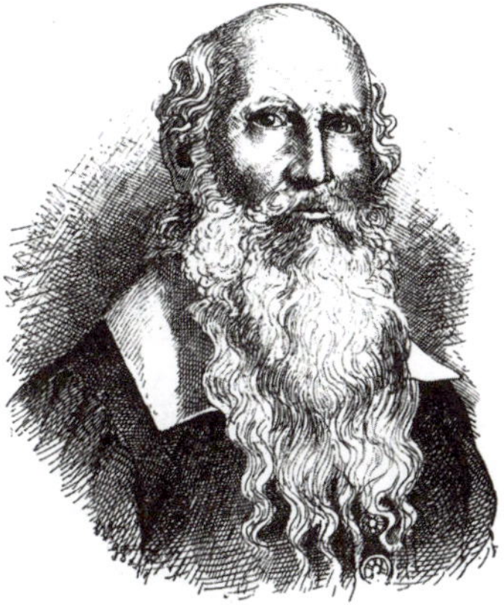

» **Bewegung ist die beste Medizin.** «
Friedrich Ludwig Jahn (1778–1852)

3. Die Stofflichkeit des menschlichen Körpers

Die NaturKunde betrachtet den Menschen, was seine materielle Zusammensetzung angeht, als NOCH-Gaswesen. Nachdem unser Körper zu ca. 60 % aus Wasser besteht, sind es logischerweise die beiden Wassergase Sauerstoff und Wasserstoff, die den größten Gewichtsanteil unseres Körpers ausmachen. Der Anteil der vier Gase, aus denen wir hauptsächlich bestehen, liegt bei sage und schreibe 96 %, die sich folgendermaßen aufteilen:

Nitrogenium = Stickstoff 3 %
Oxygenium = Sauerstoff 63 %
Carboneum = Kohlenstoff 20 %
Hydrogenium = Wasserstoff 10 %

Die restlichen, teilweise gleichfalls gasförmigen Elemente wie Chlor und Fluor, Calcium, Phosphor, Schwefel, Kalium, Natrium, Magnesium und Eisen bilden zusammen mit einigen weiteren Elementen des chemischen Periodensystems die restlichen 4 % unserer körperlichen Substanz.

Nachdem wir Menschen Gaswesen sind, dominiert für die kontinuierliche Versorgung unseres Organismus die lebenslange Gasversorgung. Diese bezieht sich in erster Linie auf die tagsüber praktizierte und notwendige Versorgung mit Sauerstoff. Die NaturKunde weist der Versorgung mit Stickstoff eine besondere regenerative Bedeutung während des Stoffwechsels der Nacht zu.

Vor dem Hintergrund der absoluten Dominanz der Gasversorgung legt die NaturKunde besonderen Wert auf eine bewusste Atmung als auch auf eine Versorgung des Organismus mit sauberem Wasser.

Wir Menschen können ca. 40 Tage ohne feste Nahrung leben. Ohne zu trinken überleben wir ca. drei bis fünf Tage, aber ohne zu atmen maximal zwei bis drei Minuten.

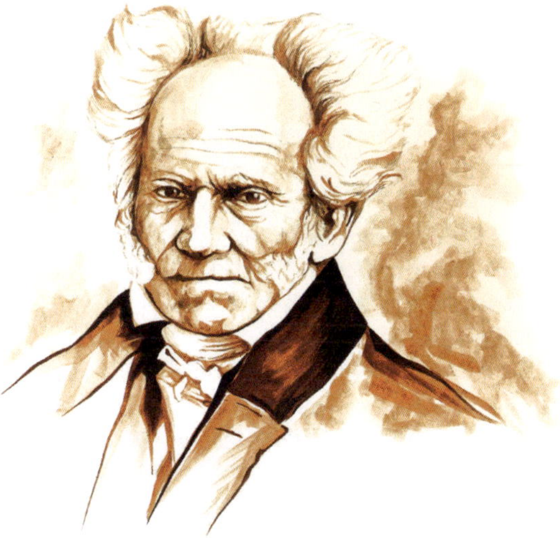

Der Schlaf ist für den ganzen Menschen, was das Aufziehen für die Uhr..

Arthur Schopenhauer (1788–1860)

4. Was ist Gesundheit?

Die Weltgesundheitsorganisation definiert Gesundheit als Zustand völligen psychischen, physischen und sozialen Wohlbefindens bei gleichzeitiger Abwesenheit von Krankheit. Nach dieser Definition kann es keinen einzigen gesunden Menschen auf unserem Planeten geben. Oder man betrachtet die Überführung mittels Psychopharmaka, Analgetika oder anderer Medikamente hinaus aus physischem oder psychischem Unwohlsein als Weg in die Gesundheit.

Die NaturKunde unterscheidet sehr wohl psychische und physische Gesundheit. Unsere Gesundheit definiert sie als normal ausgeprägte Strukturen der Anatomie, der Organe und derer Funktionen. Sie definiert Gesundheit als einen Organismus frei von überflüssigen Fettgeweben, frei von unappetitlichen Ablagerungen und frei von unappetitlichen Ausscheidungen, auch frei von Parasiten und Pilzen. Dabei unterstellt sie, dass Parasiten und besonders Pilze dem vergifteten und versauerten Organismus als regelrechte Säure- und Giftfresser zu Hilfe kommen. Sie rät davon ab, den eigenen versauerten und vergifteten Organismus mit beispielsweise Antimykotika noch mehr zu vergiften und zu versauern, als er es ohnehin schon ist.

Für die NaturKunde bedeutet Gesundheit auch, über einen Körper ohne beklagenswerte Strukturverluste an Haut und Haaren, an Knochen, Zähnen und Gefäßen zu verfügen. Gesundheit bedeutet auch den Vollbesitz von Kraft und Elastizität, von Vitalität und Lebensfreude.

Zur Bewahrung oder Wiedererlangung eigener körperlicher Gesundheit empfiehlt die NaturKunde eine basenüberschüssige und omnimolekulare Ernährung und ein gleichzeitig lebenslanges Reinigen des Organismus bis in Gewebe und Zellen hinein von Zivilisationsgiften und Stoffwechselendprodukten mit der Anwendung äußerer basischer Anwendungen und der innerlichen basischen Durchspülung und Reinigung des gesamten Zellverbandes.

Für die Psyche empfiehlt die NaturKunde die Phänomene der Aufmerksamkeit, der Bescheidenheit und auch der Leistungsbereitschaft, Hilfsbereitschaft, des Respektes und der Fürsorge. Letztere sollte in Zukunft etwas stärker als bisher von Disziplin und einer gewissen Strenge begleitet sein, als es zu Beginn unseres laufenden Jahrhunderts zu beobachten ist.

Von besonderer Bedeutung für die Aufrechterhaltung der Gesundheit ist moderat betriebene aerobe Bewegung, die nicht zu Sauerstoffnot und später Muskelkater mit der Bildung schädlicher Milchsäure führt. Die Schöpfung hat uns unseren Körper geschenkt und eine Grundbewegung installiert, das ist die Atmung, welche ein Leben lang das Zwerchfell als auf- und niedergehende Pumpe einsetzt, um einen Grundfluss der Lymphe in unseren Geweben zu gewährleisten.

Wir brauchen auch einen guten Fluss des Blutes. Auch den stimulieren wir durch moderate Bewegung und durch sauerstoffreiches Atmen. Sauerstoff ist für unser Blut von besonderer Bedeutung. Er wird im ganzen Organismus für die Stoffwechselprozesse gebraucht, seien es motorische oder solche der Assimilation von Stoffen.

Diese Assimilation ist primär eine solche der Oxidierung von Stoffen, also der Verbindung mit Sauerstoff oder deren Vereinnahmung durch Sauerstoff im Dünndarm. Überhaupt ist auf die kontinuierliche Versorgung mit Sauerstoff sorgfältigst zu achten, besteht unser Körper doch zu über 60 % aus dieser Substanz.

Bewegung ist aber auch wichtig, um unsere Elastizität der Muskeln und Sehnen, der Bänder, Knorpel und Knochen zu gewährleisten. Ohne Bewegung leidet der Stoffwechsel und damit die Assimilation der Stoffe durch einen zu trägen Kreislauf von Lymphe und Blut. Durch zu wenig Bewegung leiden aber auch die Gelenke, die auf die Dauer versteifen, und es leidet die Muskelkraft wegen fortschreitender Erschlaffung der Muskeln und der Reduktion der Muskelmasse.

Vor dieser Reduktion der Muskelmasse haben sich sowohl ältere Menschen als auch Sportler wie Bodybuilder zu hüten. Reduktion von Muskelmasse ist gleichbedeutend mit dem Anfall von Harnsäure und Harnstoff. Dieser ist zu kompensieren mit der reichlichen Zufuhr basenbildender Mineralstoffe und mit einer intensiven basischen Körperreinigung.

5. Die „Drei Gebote der Gesundheit“*

Die NaturKunde gibt dem Menschen „Drei Gebote der Gesundheit" mit auf den Lebensweg. Diese Gebote lauten:

Meide Schädliches!
Iss, trink' und tue Nützliches!
Scheide Schädliches aus!

In unserer modernen Zeit bezieht sich „Schädliches" besonders auf den übermäßigen Verzehr von Genuss- und Arzneimitteln, aber auch auf den übermäßigen Gebrauch elektronischer Geräte und auf den Konsum überflüssiger Informationen.

Die Beobachtung unserer Mitmenschen lehrt uns, dass jeder von uns unterschiedliche Mengen von Genussmitteln toleriert, gleichfalls unterschiedliche körperliche und geistige Kapazitäten hat, was auf die unterschiedliche Ausprägung seiner Anatomie, seiner Organe und seines Geistes zurückzuführen ist. Jeder von uns ist ein Individuum. Beherzigen wir also den klugen Spruch des westfälischen Bauern: „Wat den Eenen sin Uhl, dat is den Annern sin Nachtigall."

Jeder von uns hat herauszufinden, was für seinen Organismus von Nutzen und von Schaden ist. Wir Menschen sind Omnivoren. Unser Gebiss weist uns mit der Gruppe der Schneidezähne als Fleischfresser und mit der Gruppe der Kauzähne als Veganer aus. Für unsere drei großen Gruppen von Lebensmitteln, für Ei-

*(*Detaillierte Informationen im Buch „Gesundheit durch Entschlackung", Peter Jentschura und Josef Lohkämper)*

weiße, Kohlenhydrate und Fette haben wir drei Organe, den Magen, die Bauchspeicheldrüse und die Leber. Bei jedem Menschen sind diese Organe unterschiedlich ausgeprägt, weshalb wir von Mensch zu Mensch sowohl unterschiedliche Verträglichkeiten als auch Vorlieben zeigen. Unsere hauptsächlichen Lebensmittel sollten Gemüse und Obst im Verhältnis 5:1 sein.

Bis in unsere moderne Zeit hinein haben die Menschen geglaubt, dass ihr Organismus in der Lage sei, schädliche Substanzen auszuscheiden. Das war sicherlich so lange richtig, wie es die Substanzen der modernen Lebensmittelchemie, Kosmetikindustrie und auch der modernen Pharmazie noch nicht gab. Mit deren Substanzen hat der menschliche Stoffwechsel nie Kontakt gehabt und ist deshalb an deren Verstoffwechselung und Ausscheidung nicht gewöhnt. Sie werden deshalb entweder im Fett- oder Bindegewebe abgelagert, oder der Organismus versucht, sie mit mehr oder weniger unappetitlichen Erscheinungen und Folgen durch die Poren der Haut, mit dem Urin, durch Schleime oder mit dem Ausatmen auszuscheiden.

Wir Menschen sind basische Lebewesen. Weil unsere Körperflüssigkeiten des Blutes, der Lymphe und der Zell- und Gewebsflüssigkeit alkalische Werte von pH 7,2 bis 7,45 haben, praktizieren wir ein Leben lang basische Reinigungsmethoden. Dazu durchspülen wir unseren Organismus ein Leben lang mit basischen Kräutertees, basischen Gemüsesäften und baden unseren Körper und unsere Füße basisch. Diesen Weg lehrt uns die Alkalität des Fruchtwassers, in dem wir bei einem alkalischen Säuregrad von pH 8,5 neun Monate lang aufwachsen.

6. Meide Schädliches!

Auch das sollte in Zukunft Lehrstoff für unsere Kinder werden, – was sie zu meiden haben, um möglichst lange gesund, froh und glücklich durch das Leben zu kommen. Zu meidender Kriterien sind viele. Dazu zählen sowohl Stoffe, besonders Genussmittel, die auf Dauer unsere Gesundheit ruinieren, als auch schädliche Verhaltensweisen, laute und aggressive Menschen, aber auch gesundheitsschädliche Plätze.

Die Natur lehrt uns, dass es Lebewesen gibt, die sich gern auf für den Menschen schädlichen Plätzen aufhalten. Dazu zählen besonders Bienen, Ameisen und Katzen. Die Katze schläft gern dort, wo der Mensch im schlimmsten Falle Krebs bekommt. Wir schlafen, ruhen und arbeiten also am liebsten und am besten dort, wo sich unser Hund besonders gern aufhält.

Aus dem Verhalten von Nomaden wissen wir, dass diese ihr großes Zelt für die Nacht dort aufschlagen, wo sich der Kamelbulle zur Nachtruhe niedergelassen hat. Er muss sich den zweitbesten Platz suchen, weil er sich ungeschickterweise auf den Zeltplatz gelegt hat.

Oftmals kommen Kinder in der Schule schlecht zurecht, lernen schlecht, kommen aus dem Bettnässen nicht heraus oder sind ewig schwach und kränklich. Dann sollte man an eine Änderung des Schlaf- oder Arbeitsplatzes denken. So wie es energieverzehrende oder energiestörende Plätze gibt, so gibt es auch energiestörende Menschen. Lauten und aggressiven Menschen geht man gescheiterweise aus dem Wege, anstatt dass man sie zu Lebens- oder Arbeitspartner macht oder behält.

Man hat aber auch auf sein eigenes Verhalten zu achten. Insoweit hat man sich vor Übertreibungen oder auch vor ungeschickten Weglassungen zu hüten. Im Grunde genommen sind Weglassungen und strikte Vermeidung fast ebenso schädlich wie kontinuierliche Übertreibungen und Ausschließlichkeiten. Ein Beispiel mag der Veganismus sein bei gleichzeitiger Vermeidung aller aus dem Tierreich stammenden Eiweißprodukte, seien es Eier, Milch oder Fleisch.

Wir Menschen sind Omnivoren, also von der gesamten Anatomie, besonders von unserem Gebiss her, als Allesesser ausgewiesen. Deshalb haben wir ein Leben lang „alles" zu essen. Die NaturKunde rät zu einem sehr diversifizierten Verzehr von primär Gemüse, Kräutern und Obst, aber auch zum sporadischen Verzehr von Milch und Eiern und auch hin und wieder von Fleisch, sei es von Rind und Schaf oder von Fisch und Vögeln.

„Die Menge macht das Gift", sagt Paracelsus. Dabei ist ein Zuviel ebenso schädlich wie ein Garnicht.

So schädlich wie beispielsweise ein übermäßiger Salzkonsum ist, so ungeschickt ist der totale Verzicht auf jegliches Kochsalz. **Unsere ganze Zivilisation leidet an einer Generalverchlorung ihrer Zellen, Flüssigkeiten und Gewebe.** Aber der Magen braucht für seine Verdauung Salzsäure. So hat es die Schöpfung nun einmal in dieser chemischen Zentrale unseres gesamten Organismus eingerichtet. Diese Salzsäure ist eine reine Chlorsäure. Sie besteht lediglich aus zwei Elementen, aus Wasserstoff H^+ und aus Chlor Cl^- und hat die Summenformel HCl.

Mit logischer Konsequenz sind die bekannten Küchenkräuter wie Petersilie, Basilikum, Zwiebel, Knoblauch u. a. ausgewiesene Chlorkräuter. Sie sind damit bewährte Helfer des Magens, schwerverdauliche, besonders langkettige Eiweiße, Kohlenhydrate oder Ballaststoffe einem ersten groben Verdauungsvorgang zu unterziehen.

So wenig wie wir auf den gänzlichen Verzehr wichtiger Stoffe verzichten sollten, so sehr haben wir auch den Verzicht oder Mangel von Bewegung oder auch von frischer Luft und Sonnenlicht zu vermeiden. Es ist alles eine Frage des Maßes. Für uns Menschen gilt: Von allem etwas und von dem Etwas nur so viel, wie es dem eigenen Organismus zuträglich ist. Diese Zuträglichkeit oder Verträglichkeit ist von Mensch zu Mensch verschieden. Jeder von uns ist ein eigenständiges Individuum. Diese Individualität betrifft sowohl unsere seelischen und geistigen Kapazitäten und Qualitäten, wie es auch für unsere körperlichen gilt.

Besonders zu vermeiden sind logischerweise vermeintliche Genüsse wie derjenige von Alkohol, des Rauchens oder auch von Medikamenten, die sich auf den Dopinglisten der Sportler finden.

Vorsicht ist auch mit dem dauerhaften Konsum von Isolaten angezeigt. Bei denen hat man auf den Herstellungsprozess zu achten und auf Rückstandsfreiheit von beispielsweise Hexachloroform oder anderen Lösungsmitteln. Der Verzehr von Isolaten, gegebenenfalls sogar in großen Mengen, kann für eine gewisse Zeit sinnvoll sein und zwar so lange, bis die diagnostizierten Defizite im Organismus aufgefüllt sind. Ist das erreicht, hat das Isolat, sei es ein Mineralstoff, eine Aminosäure, ein Vitamin o. a. seine Pflicht getan. Dann geht es ihnen wie Othello: „Der Mohr hat seine Pflicht getan. Der Mohr kann gehen!"

Dauerkonsum von nicht mehr benötigten Isolaten stört die Iso-Ionie unseres gesamten Organismus und zwingt diesen, für die Aufrechterhaltung der von der Schöpfung definierten Iso-Ionie, also der lebenslang gleichbleibenden Zusammensetzung unserer Stofflichkeit, die Balance bewirkende Stoffe aus den eigenen Depots zu aktivieren. Dadurch leeren sich diese Schatzkammern in Geweben und Knochen langsam.

Zu guter Letzt sind natürlich schädliche Stoffe zu meiden. Zu diesen zählen in allererster Linie die beiden Elemente Chlor und Fluor. Wir Menschen sind Sauerstoffwesen. Wir bestehen zu mehr als 60 % unserer Gesamtsubstanz aus dem Element Sauerstoff. Logischerweise ist die absolute Mehrzahl unserer organischen Substanzen von Sauerstoff dominiert. Das gilt sogar für viele in unserem Körper zu findende Säuren wie Phosphorsäure H_3PO_4, für die Kohlensäure H_2CO_3 und für unzählige andere Säuren und Oxide.

Die Gefährlichkeit der beiden Elemente Chlor und Fluor resultiert aus der fast nymphomanen Aggressivität der beiden Gase Chlor und Fluor. Ihre Aggressivität richtet sich auf den Erwerb von Mineralstoffen zur Befriedigung ihres erotischen Bedarfes auf der atomaren Ebene, also zur Befriedigung ihrer nymphoman ausgeprägten Weiblichkeit. Logischerweise verbindet sich das nymphomane Chlor am liebsten mit dem Macho-Mineralstoff der chemischen Elemente, mit Natrium, zu Natriumchlorid, dem bekannten Kochsalz.

Wir Menschen vertragen 5 – 6 g Kochsalz pro Tag. Geht es nach der Weltgesundheitsorganisation WHO, dann beträgt in unserer modernen Industriegesellschaft der tägliche Konsum 25 g und mehr, was logischerweise zu einem kontinuierlichen Mineralstoffraub aus unserem Gesamtorganismus führt. Dieser Mineralstoffraub heißt im tägliche Sprachgebrauch „Alterung". Er prägt sich mit Haarverlust, trockener Haut ebenso aus wie mit Zahnverlust und Osteoporose und führt letzten Endes zu einem viel zu kurzen Leben.

Ein ebenso aggressiver Mineralstoffräuber ist das Element Fluor, welches sich heutzutage in der Mehrzahl der Zahnpasten und auch in vielen Zahnarztpraxen findet. Der bekannte deutsche Arzt Dr. med. Max Otto Brucker hatte in seinem Anfang der 1990er-Jahre erschienenen Buch „Vorsicht Fluor!" bereits vor Fluor gewarnt und darauf hingewiesen, dass Natriumfluorid als am häufigsten in der Zahnpflege verwandte Substanz nach seiner Forschung psychisch aggressiv mache und den Intelligenzquotienten drastisch absenke, also den Geist regelrecht verdumme.

Wir haben daran zu denken, dass wir nicht nur Salz in die Suppe oder auf das hart gekochte Ei streuen. Salz befindet sich auch reichlich in Brot und Brötchen und besonders in den unterschiedlichsten Käsesorten. In denen ist die Menge Salz desto größer, je härter der Käse ist. Aber auch Ketchup und Konserven und ganz allgemein das so lecker schmeckende Fast Food und abends salzige Kartoffelchips und gesalzene Erdnüsse führen zu dem im Augenblick zu beobachtenden übermäßigen und gesundheitsschädlichen Salzkonsum.

Es ist überhaupt immer die Menge, die das Gift macht, sei es die Menge von Salz und Zucker oder von Fleisch, Wurst, Süßstoffen oder Alkohol, was auch immer wir als Genuss bezeichnen wollen.

Allergologen wissen, dass es oft die am liebsten verzehrten Lebens- oder Genussmittel sind, welche für die Allergien ihrer Patienten verantwortlich sind. Sie kennen die Psyche ihrer Patienten und raten nicht zum Verzicht, sondern zu einer moderaten Reduktion des von ihnen erkannten Allergens, sei es Joghurt, Schokolade oder was auch immer. Merkt der Patient, dass es ihm besser geht, dann ist sie/er auch zu einer nochmaligen weiteren geringen Reduktion bereit und plötzlich gesund und allergiefrei.

Zu besonderer Vorsicht ist der modernen Hausfrau zu raten. Diese Vorsicht bezieht sich auf die vielen Haushaltsreiniger, Weichspüler, Geschirrspülmittel usw. Bis vor einigen Jahrzehnten wurde die Frau generell 10 – 20 Jahre älter als der Mann. Das gilt seit einigen Jahren nicht mehr. Ursache für die verkürzte Lebenszeit der Frauen dürfte in deren schleichender Vergiftung aus Duftstoffen, Farbstoffen, Konservierungsstoffen usw. liegen, die sich langsam aber sicher in den Geweben der modernen Frau ansammeln, sie vergiften, frühzeitig altern und vorzeitig sterben lassen.

Die NaturKunde hält es vor diesem Hintergrund für richtig und wichtig, den Organismus der Frau kontinuierlich äußerlich wie innerlich bis hinunter auf die atomare, molekulare und zellulare Ebene zu reinigen.

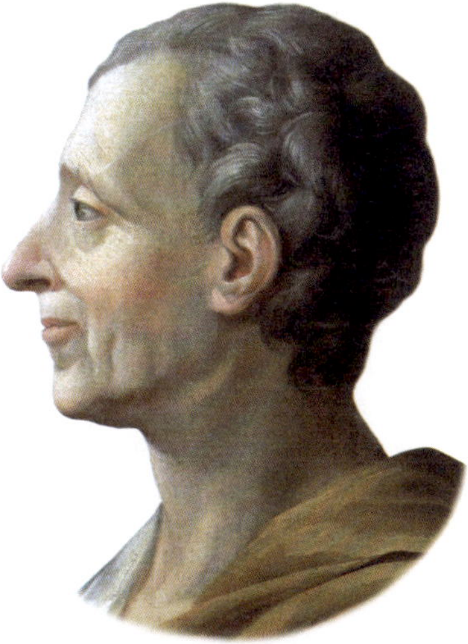

“Wie unglücklich ist die Natur des Menschen! Kaum ist der Geist zur Reife gelangt, so beginnt der Körper, schwächer zu werden.”

Baron de Montesquieu

7. Iss, trink' und tue Nützliches!

Es sind zwei Grundfunktionen, die wir für die Aufrechterhaltung unseres Körpers und seiner Gesundheit ein Leben lang zu vollziehen haben. Das ist erstens die intelligente Versorgung unseres Organismus. Zweitens ist es die intelligente und zu keinem Schaden führende kontinuierliche basische Reinigung unseres Organismus bis in die Zellen hinunter.

An erster Stelle unserer Versorgung steht die Gasversorgung. Wir können wochenlang ohne feste Nahrung leben. Einige Tage ohne Wasser, aber keine zwei bis drei Minuten ohne Gas in Form von Sauerstoff und Stickstoff. Das mag uns die Wichtigkeit der Gasversorgung verdeutlichen.

Tagsüber dominiert für unseren oxidativen Stoffwechsel die Sauerstoffversorgung. In den Sekunden des Einschlafens schaltet unser Organismus von oxidativem auf nitrodativen Stoffwechsel um. In der Nacht dominiert die Versorgung mit Stickstoff zwecks Regenerierung unseres Fleisches. Dessen zentrale Fraktale sind die Aminosäuren. In dem Mittelpunkt ihrer Strukturformeln finden wir immer ein Stickstoffatom. Ansonsten wird unsere materielle Struktur bestimmt von hauptsächlich Sauerstoff- und Kohlenstoff-Strukturen.

So wie wir Menschen uns als NOCH-Gaswesen zu betrachten haben, so sind wir auch Wasserwesen, nachdem wir zu etwa 60 – 70 % aus Wasser bestehen. Dieser Anteil ist bei Babys am höchsten und bei alten Menschen am niedrigsten.

Was uns auffällt, ist natürlich, dass Wasser aus zwei Gasen, nämlich aus Wasserstoff und Sauerstoff, besteht. Wir müssen jetzt nicht zu Fetischisten des Wassertrinkens werden. Aber ein Liter KräuterTee und ein Liter Stilles Wasser dazu, das hält die Natur-Kunde für ein anzustrebendes Maß der Flüssigkeitsversorgung. Sinnvoll ist natürlich auch das Essen von Gemüse, ob roh oder gegart und das Essen von saisonal anfallendem Obst.

Die notwendige „feste Versorgung" unseres Körpers bezieht sich logischerweise auf die festen Stoffe. Das sind die Mineralstoffe und Spurenelemente. Diese benötigen wir für die unterschiedlichsten Strukturen und auch Funktionen unseres Körpers. Wir finden diese wichtigen Stoffe in Kräutern, Samen und Nüssen. Wir finden sie in Heilkräutern und auch in den Küchenkräutern, und vor allen Dingen natürlich in Gemüse.

Wir sollten Europa zu einem großen Gemüsegarten machen, in dem es auch Wälder und Hecken gibt, damit die frei lebenden Tiere unseres Kontinents wieder zu ihrem Recht kommen.

Kräuter und Gemüse sind die hauptsächlichen Lieferanten der für unseren Organismus wichtigen Mineralstoffe. Diese Mineralstoffe sind die Basenbildner unserer Körperflüssigkeiten. Sie sind in ihrer lebenslang gleichbleibenden Zusammensetzung von der Schöpfung mit dem Programm „Stoffwechsel" exakt programmiert. Diese Programmierung und lebenslang identische Zusammensetzung nennen wir Iso-Ionie unserer Stofflichkeit. Diese Iso-Ionie sorgt für unseren Blutdruck und für unsere Temperatur. Sie sorgt auch für die basischen Säuregrade unserer Körperflüssigkeiten und Gewebe.

Für die Reinigung unseres Organismus ohne Probleme hat die NaturKunde drei Schritte der Entsorgung bzw. des Stoffwechsels entwickelt. Sie empfiehlt die kontinuierliche Lösung abgelagerter Salze, die der Volksmund Schlacken nennt. Sie empfiehlt die kontinuierliche Stärkung der ausscheidungsrelevanten Organe und gleichzeitig eine kontinuierlich zu praktizierende basische Körperpflege.

Diese basische Körperpflege hat unser Körper im Mutterleib mit seinem neunmonatigen Aufenthalt im alkalischen Fruchtwasser gelernt. Gescheiterweise fußt man auf diesem Wissen unserer Zellen, Organe und derer Funktionen und praktiziert basische Körperpflege zur Reinhaltung und Reinigung des Organismus ein Leben lang.

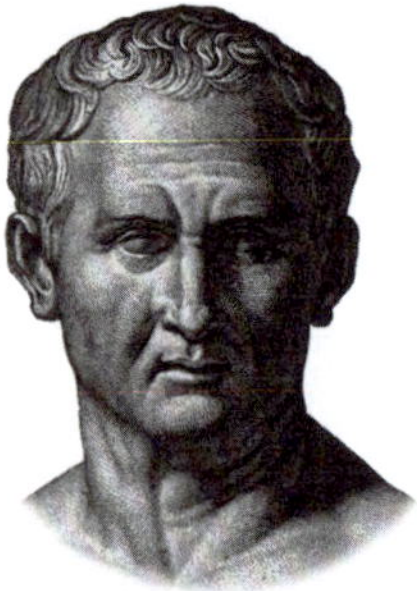

„Die Gesundheit wird aufrechterhalten durch die Kenntnis des Körpers und die Beobachtung dessen, was zu nützen oder zu schaden pflegt."

Marcus Tullius Cicero (106–43 v. Chr.)

8. Scheide Schädliches aus!

Die Ernährung des modernen Menschen wird geprägt vom Verzehr von Fertiggerichten und Genussmitteln, von einem Übermaß an Milch und Milchprodukten, von Fleisch und Fleischprodukten, auch von einer Überlastung unseres Stoffwechsels durch Kochsalz und Zucker. Gleichzeitig wird unser Stoffwechsel z. Z. überlastet mit Schadstoffen wie Natriumfluorid aus der modernen Zahnpflege und vor allen Dingen auch mit Kochsalz aus Brot und Brötchen, aus Konserven und aus Wurstwaren und natürlich auch aus den vielen salzigen Leckereien der Kartoffelchips, der gesalzenen Erdnüsse, von Fast Food usw.

Die NaturKunde unterscheidet drei Methoden, mit deren Hilfe der menschliche Organismus mit all den Schadstoffen umgeht, die von außen auf und in ihn eindringen oder als Stoffwechselendprodukte in den Prozessen des eigenen Leibes entstehen. Sie unterscheidet einen Ablagerungstypen, einen Ausscheidungstypen und einen Verzehrstypen.

Logischerweise versucht unser Organismus, möglichst viele Stoffe, die er nicht verwerten kann, durch Urin oder Fäces, oder über seine Schweiß- oder auch seine Talgdrüsen auszuscheiden. Oder er versucht, feste oder flüssige Stoffe in Gase umzuwandeln und über Winde des Darmes oder über seine eigene Atemluft auszuscheiden.

Wenn alle diese Methoden wegen eines Übermaßes an Schadstoffen, wegen einer Überlastung oder Schwäche der Ausscheidungsorgane und -funktionen nicht ausgeschieden werden können, dann lagert der Ablagerungstyp diese Stoffe in seinen Fettgeweben, in seinen Bindegeweben, in seinen Gefäßen, Gelenken oder anderen Strukturen seines Organismus ab. Wie befördern wir diese abgelagerten Schadstoffe aus dem Körper hinaus?

Die NaturKunde sieht besonders die Fettgewebe, ob das Unterhautfettgewebe oder die Viszeralfette, welche die Nieren oder die Leber oder auch den Querdarm umgeben, als hauptsächliche Ablagerungsorte an. Bei den Frauen treten uns noch die Fettgewebe der Brüste, der Oberschenkel, von Po und gesamtem Unterleibsbereich entgegen. Oftmals bildet der Körper sogar bei Überlastung mit Schadstoffen neue Fettgewebe, um sich weitere quasi Mülldeponien für nicht ausscheidbare Schadstoffe zu verschaffen. Dieses Phänomen tritt uns besonders als das Bauchfett entgegen, ein Viszeralfett des Querdarmes, gefüllt mit Schadstoffen. Sinnvollerweise lagert der kluge Organismus in diesen Fett-Schadstoff-Strukturen Wasser ein, um mit diesem quasi Verdünnungswasser die Aggressivität der eingelagerten Schadstoffe zu minimieren.

Seit Jahrtausenden und seit Menschengedenken versuchen Menschen, einmal im Jahr oder öfters oder sogar regelmäßig ihren Organismus zu reinigen. Das taten sie früher mit dem Trinken von Wasser und mit der Reduktion der bisher gewohnten Menge an Nahrung. Nur zu oft stellten sich bei diesen Maßnahmen des Fastens nach einigen Tagen Kopfschmerzen, Jucken, Schwitzen oder allgemeines Unwohlsein ein, was oft zum Abbruch der gut gemeinten Entgiftungsmaßnahmen geführt hat.

Die NaturKunde bewahrt den modernen Faster oder Reiniger des Organismus vor dieser Heilkrise mit dem von ihr entwickelten „Dreisprung der Entschlackung". Deren erster Schritt ist das Trinken von Kräutertees. Je mehr einzelne Kräuter enthalten sind, desto mehr Elemente des Periodensystems sind in dem aufgebrühten Sud enthalten; und desto mehr ist dieser Tee in der Lage, die unterschiedlichsten Schadstoffe in Lösung zu bringen. Diese Lösung allerdings ist genau das Phänomen, welches die o. g. Heilkrise oder Fastenkrise hervorruft. Die bislang in den Fettgeweben oder Bindegeweben als neutrale Salze liegenden Schadstoffe treten uns jetzt als gelöste Schadstoffe oder Säuren entgegen und verursachen die unliebsamen Phänomene des Juckens, der Schmerzen, des Schwitzens usw.

Jetzt hilft die Stärkung der ausscheidungsrelevanten Organe und Funktionen. Das sind die beiden Nieren und die Leber, das sind Milz und Bauchspeicheldrüse, und das sind die Häute oder Schleimhäute der Oberhaut und der Därme. Die NaturKunde empfiehlt hierfür eine sehr diversifizierte und vor allen Dingen mineralstoffreiche und damit basenbildene Kost oder von ihr entwickelte Pflanzengemische, welche die eben genannten ausscheidungsrelevanten Organe und deren Funktionen anregen und stärken.

Als Ultima Ratio der komplikationslosen Reinigung empfiehlt die NaturKunde das zusätzliche alkalische / basische Baden der Füße oder des gesamten Körpers. Sie wählt dafür den alkalischen Säuregrad von pH 8,5, weil genau diesen Wert das energiereiche und saubere Fruchtwasser der werdenden Mutter hat. **In diesem**

basischen Vollbad wachsen wir Menschen neun Monate heran. In dieser Zeit lernt unser Organismus, wasserlösliche Schadstoffe durch die Schweißdrüsen auszuscheiden und fettlösliche durch die Talgdrüsen. Es ist quasi der Sogeffekt des alkalischen Fruchtwassers oder des alkalischen Badewassers, welcher beide Drüsensysteme aktiviert, die über sie ausscheidbaren Schadstoffe nach draußen zu befördern.

Die NaturKunde empfiehlt, während einer Reinigungskur täglich ein bis 2 l Tee einer fantasievollen Kräutermischung zu trinken, dazu ein bis 2 l Wasser, begleitet von einer mineralstoffreichen und damit basenbildenden Kost. Die Krönung und der Abschluss der Ausscheidung bilden basische Fußbäder, basische Vollbäder und auch basische Stulpen oder Strümpfe, die tagsüber oder auch nachts getragen werden.

Die NaturKunde sieht den Fuß als Hilfsniere des menschlichen Organismus, der vor allen Dingen bei Nierenschwäche mit bestem Erfolg zu Hilfe genommen werden kann. Meine Frau und ich praktizieren gern Marathonbaden im basischen Vollbad mit pH 8,5. Diese Bäder dauern zwei- oder sogar dreimal 45 Minuten. Die Natur lehrt uns mit dem neunmonatigen Aufenthalt des wachsenden Fötus im basischen Fruchtwasser den Wert lange dauernder basischer Bäder.

Am Anfang eines jeden Bades werden 250 ml schlackenlösender Kräutertee getrunken, dazu ein Glas Wasser und 250 ml Saft, dem reichlich basenbildene Stoffe nach Möglichkeit pflanzlichen Ursprungs beigegeben werden. In dem Bad werden Hände und

Fingernägel, Füße und Zehennägel, aber auch Unterarme und Unterschenkel und auch das Gesicht gebürstet, um die Ausscheidungen durch Fingernägel und Achseln oder auch durch die Fußsohlen oder auch via Genital- und Analbereich zu fördern. Es wird also immer zu den Ausscheidungsendstationen des lymphatischen Systems hin gebürstet.

Leider wird in unserer modernen Zeit sehr viel den Organismus Dehydrierendes gegessen und getrunken. Seien es Cola-Getränke oder Bohnenkaffee, seien es Fleisch und Wurstwaren oder die salzigen Genüsse unserer Zeit. Der Körper versucht jetzt, die von ihm als Schadstoffe empfundenen Genüsse, möglichst schnell via Urin auszuscheiden. Dafür benötigt er natürlich Wasser. Dieses entzieht er notfalls den Fäces im absteigenden Dickdarm, die sich dann immer weiter verdicken und zwangsweise zur Obstipation führen.

Wenn einmal bekannt ist, dass viele Genussmittel Dehydrierung bewirken, sollte der logische Schluss derjenige sein, diese Genüsse zu minimieren oder zusätzlich zu dem dehydrierenden Wein-, Kaffee-, Cola-Genuss oder zu dem Genuss von salzigen Produkten viel Stilles Wasser zu trinken. Dann erreicht man zumindest eine ausscheidungsfähige Konsistenz seiner Fäces und vermeidet Obstipation.

Die Reinigung des Organismus bis auf die zelluläre und atomare Ebene hinunter ist eine der interessantesten und wichtigsten Maßnahmen der basischen Körperpflege zur Aufrechterhaltung eines gesunden und leistungsstarken Körpers.

Leider ist die Verchlorung des Körpers aufgrund des hohen Kochsalzkonsums bis in die Gewebe und Zellen hinein kein Thema, welches breit in der Öffentlichkeit diskutiert wird oder überhaupt bekannt ist. Unsere beiden Nieren zusammen sind in der Lage, pro Tag etwa 5 – 6 g Kochsalz zu verstoffwechseln. Der Konsum liegt jedoch bei 25 g pro Tag. Das ist sicherlich einer der Gründe für die sich weltweit ausbreitende Fettleibigkeit, die wir heute schon bei Kindern zu beobachten haben. Grund für diese mittlerweile offiziell als Krankheit „anerkannte" Adipositas ist die Einlagerung von Chlorsalzen im Unterhautfettgewebe.

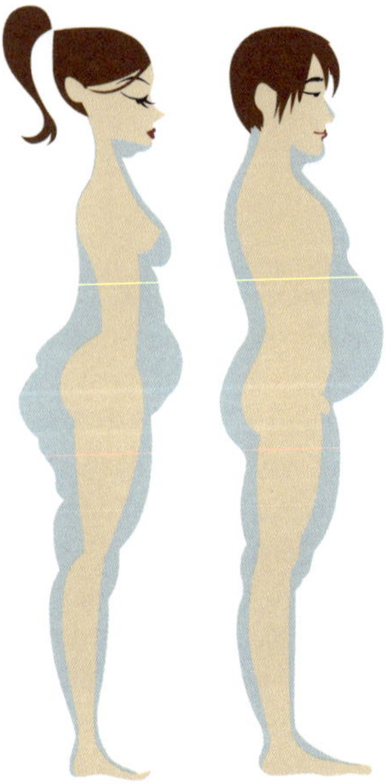

Können die normalen Fettstrukturen keine weiteren Schadstoffe aufnehmen, bildet der Organismus weiteres Fettgewebe. Ist auch dieses voll, beginnt der kluge Organismus, die mit Schadstoffen be- oder sogar überlagerten Fettgewebe mit Körperwasser zu durchfeuchten. Das ist Adipositas: Übermäßiger Genussmittelkonsum, Einlagerung von Schadstoffen in Fettgeweben (Unterhautfettgewebe oder Viszeralfette), Durchfeuchtung mit Wasser, Bildung weiterer/neuer Fettstrukturen usw.

9. Die „Drei Gebote gesunden Sports“

Die NaturKunde rät, wie überhaupt auf allen Feldern des menschlichen Lebens und Verhaltens, zu moderat und aerob betriebenem Sport, wenn es um die Erhaltung und Förderung der eigenen Gesundheit und Leistungsfähigkeit geht. Bei vielen Menschen ist jedoch nicht die Erhaltung und Verbesserung der eigenen Gesundheit das höchste Ziel, wenn sie ihren Sport betreiben. Deren höchstes Ziel ist die Erreichung ganz bestimmter Parameter von erreichten Höhen, Distanzen oder Geschwindigkeiten, die sie in ihrer Sportart realisieren möchten. Die Erreichung dieser ambitionierten Ziele übersteigt leider manchmal die Möglichkeiten der eigenen Anatomie, Organausprägung o. a.

Zur Aufrechterhaltung eines möglichst hohen Maßes von Gesundheit rät die NaturKunde zur Beobachtung ihrer „Drei Gebote gesunden Sports“. Diese lauten:

Mineralisiere Dich reichlich vor dem Sport!
Entsäuere Dich nach dem Sport!
Regeneriere Deinen Organismus kontinuierlich!

Alle körperlichen Anstrengungen, besonders die anaerob, also unter Sauerstoffmangel betriebenen körperlichen Überforderungen, bewirken in der Muskulatur die Bildung von Milchsäure und in den Geweben einen Anfall von Kohlensäure, auch von Harnsäure aus Zellabbau. Alle diese Säuren wollen mithilfe von Mineralstoffen in Laktate, Karbonate oder Urate überführt werden, um später mit Urin oder

Schweiß ausgeschieden werden zu können. Für diese chemischen Prozesse der Säureneutralisierung benötigt der Körper Mineralstoffe.

Diese sollte man ihm präventiv vor dem Sport aus Gemüsen und Kräutern, aus Samen und Nüssen oder aus Mixturen dieser natürlichen Lebensmittel zuführen, damit sie ihm bereits während des Sportes zur Verfügung stehen.

Nach jedem säurelastig betriebenen Sport sollte man mit der Alkalität basischer Fuß- oder Vollbäder oder auch über Nacht mithilfe basischer Wickel oder Strümpfe dem Organismus durch die Schweiß- und durch die Talgdrüsen möglichst viel Säuren entziehen. Das tut die Alkalität basischer Anwendungen mit dem natürlichen basischen Säuregrad von pH 8,5 mittels Anwendung des Weltgesetzes des Konzentrationsausgleiches.

Während des Sportes kann man basische Stulpen tragen, um Säuren durch die Unterarme und durch die Unterschenkel aus der dortigen Muskulatur herauszuziehen. Besonders effektiv sind lange basische Vollbäder. Diese können getrost bis zu einer Stunde oder sogar länger dauern. Man sollte dabei allerdings auf den pH-Wert achten. Man startet mit pH-Wert 8,5. Beobachtet man einen Abfall auf unter 7,5, dann gibt man entweder noch etwas Basensalz nach, oder man hört mit dem Baden auf.

Angezeigt ist auch das intensive Bürsten der Finger- und Zehennägel und auch der Achselregionen und der Unterschenkel. Gebürstet wird in die benachbarte Ausscheidungsregion, also entweder in die Achselhöhlen oder zu den Fußsohlen hin.

Die kontinuierliche Regenerierung erfolgt durch ebenso kontinuierliche Übermineralisierung mittels einer vollwertig vegetarischen und gemüsebetonten Ernährung. Der Sportler hat für eine erfolgreiche Regenerierung darauf zu achten, dass er resorptionsstark bleibt, indem er beispielsweise für einen guten Sättigungsgrad des Blutes mit Sauerstoff sorgt.

Gleichzeitig hat er Resorptionsbehinderer zu meiden, die zu der gefürchteten Malabsorption von Vitalstoffen und Mineralstoffen führen. Derartige Resorptionsbehinderer sind Antibiotika, Fluoride und auch ein übermäßiger Kochsalzkonsum mit dem darin enthaltenen Chlor. Chlor ist der gefürchtete Gegenspieler unseres Generalresorbierers. Das ist das Element Sauerstoff, aus dem unser Organismus zum großen Teil besteht. **Chlor ist reaktionsaggressiver als Sauerstoff und deshalb in der Lage, unseren organischen Mineralstoff-Sauerstoff-Verbindungen die Mineralstoffe zu entziehen.**

Dieses Phänomen führt beispielsweise zu Osteoporose, Arteriosklerose, Haarausfall und anderen unliebsamen Verlustphänomenen. Mittlerweile gibt es Sauerstoffsprays, die man sich mit bestem Resorptionserfolg auf den Bauch oder auf den ganzen Rücken sprüht, um damit Malabsorption zu vermeiden und die Belabsorption wichtiger Vital- und Mineralstoffe zwecks kontinuierlicher Regenerierung zu erreichen.

Manche Menschen, logischerweise auch Sportler/innen, leiden an einer Malabsorption von Vitalstoffen auf Grund eines zu hohen Konsums von Milch und Milchprodukten. Dieser für sie mengenmäßig zu große Verzehr führt bei ihnen zur Verschleimung des Dünndarmes, weswegen dann dort wichtigste Mineral- und Vitalstoffe nur unzureichend resorbiert werden.

Viele Ausdauersportlerinnen und -sportler machen den Fehler, wenig zu trinken, um während des folgenden Langlaufes oder anderer Sportarten keine Zeit mit dem Urinieren zu verlieren. Logischerweise führen zu geringe Trink- und damit Wassermengen im Körper rein mathematisch, und leider auch per Schmerz empfunden, zu einer besonders starken Säurebelastung des Organismus. Diesen Sportlern rät die NaturKunde zum präventiven Trinken mäßiger Mengen von Natronwasser. Einer Menge von 250 ml Wasser ohne Kohlensäure wird eine gehäufte Messerspitze Natron beigegeben.

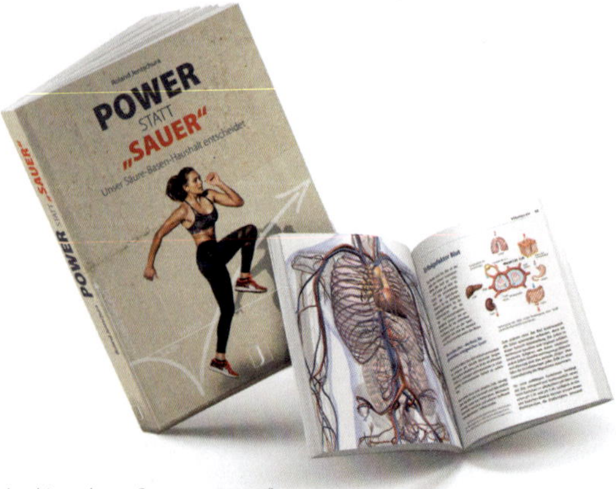

Roland Jentschura: „Power statt sauer“
Weitere Informationen: ***www.verlag-jentschura.de***

10. Die Drei Stoffwechseltypen

Schaut man sich die Kinder unserer modernen Zeit an, dann sieht man, wie sich bei fast identischer Ernährung mit einem Übermaß an Fastfood, Cola-Getränken, süßen und salzigen Leckereien die Körper sehr unterschiedlich entwickeln. Wir sehen das adipöse Kind. Wir erleben Kinder, die bereits mit zwölf Jahren an Osteoporose und Knochenbrüchen leiden. Und wir sehen schwitzende Kinder und solche, die an Pickeln, Neurodermitis und an allen möglichen anderen Ausscheidungs- und Hautkrankheiten leiden. Wir sehen die drei Stoffwechseltypen des Ablagerers, des Strukturverzehrers und des Ausscheiders.

Der klügste Weg, mit den Schadstoffen des Stoffwechsels oder der Zivilisation umzugehen, ist logischerweise die Ausscheidung. Jahrhundertelang hat deshalb die Wissenschaft geglaubt, der Körper schiede alle Schadstoffe aus. Leider ist dem nicht so. Wenn es denn so wäre, dann gäbe es keine Steinleiden und keine Cellulite. Dann gäbe es keine Gicht, keine Adipositas und keine Schwerhörigkeit und viele andere Ablagerungskrankheiten.

Wir sehen an dem adipösen Kind oder an dem adipösen Menschen, dass der Körper klug ist. Er bildet neue Fettstrukturen oder erweitert bestehende, sei es das Unterhautfettgewebe oder das Viszeralfett um die Leber, um den Querdarm oder wo auch immer. Oder er bildet Fettstrukturen in den Oberarmen oder in den Brüsten von Frauen, die nach dem Wegfall der Menstruation anfangen, nicht mehr ausgeschiedene Säuren und Schadstoffe in ihren Fettgeweben einzulagern. Damit die eingelagerten Schadstoffe die von Nerven und von Blut- und Lymphgefäßen durchzogenen Fettgewebe nicht schädigen, wird in diesen Speichergeweben Wasser eingelagert, um mit ihrer Verdünnungshilfe die Aggressivität der eingelagerten Schadstoffe zu minimieren. Bald führen diese Einlagerungen, die parallel laufende Bildung von Fettstrukturen und die Retention von Wasser logischerweise zu Figurverformung und Übergewicht. Auf die Dauer können durch diese Einlagerungen auch Strukturschäden durch die Aggressivität der eingelagerten Schadstoffe erfolgen.

Der Körper sucht sich dann oft an den Enden der Extremitäten Ablagerungs- und nach Möglichkeit Ausscheidungsorte. Das sind bevorzugt die Hände, die Füße, das Gesicht und auch der Analbereich. Dort beobachten wir dann Gicht, Prostataprobleme, Hämorrhoiden, Vitiligo und andere unliebsame Symptome.

Bei vielen Menschen lagert der Organismus nicht ausscheidbare Schadstoffe im Haarboden ab. Da sind bald die Mineralstoffe zwecks Säureneutralisierung verzehrt, die von der Schöpfung für den Haarwuchs vorgesehen waren. Haarverlust und Glatze sind die bedauerlichen Folgen. Die NaturKunde sagt deshalb: „Von der Ablagerung zum Strukturverlust ist nur ein Schritt!". Irgendwann wird aus der Ablagerung entweder das Offene Bein oder der diabetische Fuß, oder es wachsen dort Nagel- und/oder Hautpilze.

Der dritte Stoffwechseltyp, der Verzehrstyp, leidet logischerweise besonders unter dem Verlust des hauptsächlichen Neutralisierungsminerals, nämlich unter dem Kalziumverlust aus dem Knochen, welcher sich dann anfangs als Arthrose, später als Osteoporose manifestiert. Es ist immer ein Verlust an Mineralstoffen, welche der Organismus zwecks Neutralisierung von Giften und Säuren aus den unterschiedlichen Schatzkammern des Körpers entnimmt, die sich dann als sogenannte Verzehrskrankheiten manifestieren. Logischerweise lassen sich diese Verlustkrankheiten durch die reichliche Zufuhr energiereicher Mineralstoffe aus möglichst frischer gemüselastiger Ernährung vermeiden. Der Mensch ist nun einmal das, was er isst. Oder was er nicht isst.

Ein Wort noch zu den unterschiedlichen Ausscheidungen, welche die NaturKunde als hilfreiche Maßnahmen des Organismus ansieht, um die wichtigen Organe und Funktionen des Thorax so giftfrei wie leistungsfähig zu halten. Das hauptsächliche Ausscheidungsorgan ist logischerweise die Haut und sind logischerweise auch die Schleimhäute. Mit Pickeln und Schuppen, mit Schweiß und Hauttalg werden möglichst viele Schadstoffe aus dem Organismus hinausbefördert. Das macht dann schon einmal unappetitliche Erscheinungsbilder der Haut.

Zu deren Überwindung werden jedoch nicht die Pickel bekämpft, sondern wird die Ernährung und manches schädliche Verhalten des Nahrungsmittelkonsums, ob süß oder salzig, geändert. **Unser Organismus macht grundsätzlich nichts falsch und nichts zum eigenen Schaden. Er entscheidet und tut alles, um unseren Körper gesund und leistungsfähig zu halten.** Erinnern wir uns an Johann Wolfgang von Goethe: „Die Fehler und Irrtümer sind grundsätzlich des Menschen!".

11. Haarwuchs und Kopfgesundheit

Je älter wir Menschen werden, desto augenscheinlicher prägen sich am Kopf die drei von der NaturKunde propagierten Stoffwechseltypen unserer menschlichen Spezies aus. Wir beobachten die Ablagerungen des Ablagerertyps, die Ausscheidungen des Ausscheiders und die Strukturverzehre des Strukturverzehrtyps. Wir beobachten dessen Zahn- und Haarverlust (Glatze). Wir beobachten beim Ablagerer Schwerhörigkeit, Demenz, Alzheimer und das Rhinophym, die sogenannte Knollennase. Wir beobachten beim Ausscheider starken Speichelfluss, bei vielen Parkinsonkranken das sogenannte Salbengesicht. Wie beobachten Tropfennasen, tränende Augen usw.

Mit und bei Reinigungsbemühungen, die sich auf den Kopf beziehen, ist Vorsicht angezeigt. Jeder weitere Schaden ist zu vermeiden. Deshalb empfiehlt die NaturKunde bei allen gravierenden Problemen mit den Kopforganen das präventive Tragen von basischen Halswickeln und auch von basischen Achselkissen, um den Zufluss weiterer Säuren und Schadstoffe mit der Wirkung der Alkalität durch die Schweiß- und durch die Talgdrüsen aus dem Körper zu ziehen. Wichtig ist auch das präventive Tragen basischer Achselkissen, wobei der Abfluss der Schadstoffe durch das lymphatische System in Richtung Achselhöhlen, den Kopf reinigend, forciert wird.

Präventiv können über den Tag basische Stulpen an den Unterschenkeln und Unterarmen und über Nacht die basischen Strümpfe an den Füßen getragen werden, um eine Umkehr der

Schadstoffströme zu versuchen. Der Kopfsymptomatiker hat nun einmal bereits in der pränatalen Entwicklungsphase seines Organismus die Schadstoffwege in den Kopf und nicht in die Füße gelegt bekommen. Jetzt gilt es, die von der NaturKunde empfohlenen Säuresperren in Form von basischen Halswickeln und basischen Achselkissen zu errichten und die gleichfalls von der NaturKunde empfohlenen Umleitung der Säuren über andere Ausscheidungsregionen, wie beispielsweise die Füße oder die Unterschenkel, zu versuchen.

Im Übrigen gilt es jetzt, die „Drei Gebote der Gesundheit" zu beachten, d. h. Schädliches in Form von Genussmitteln, auch in Form von hartem Käse, allgemein von Kochsalz, noch allgemeiner in Form von Chlor, z. B. aus dem Badewasser öffentlicher Badeanstalten zu vermeiden. Es gilt, nur noch vollwertig vegetarisch zu essen und parallel zu den basischen Ableitungsmaßnahmen Wasser und Kräutertees zu trinken, um vorsichtig Schadstoffe aus dem Kopf zu lösen und abzutransportieren.

Für regenerative Prozesse eignet sich und hat sich bewährt das Einsprühen mit Sauerstoff des ganzen Rückens, vom Po bis zum Haaransatz hinauf. Das bewirkt eine Aufrüstung der Erythrozyten, die durch die Verbesserung des Sättigungsgrades des Blutes mit Sauerstoff in der Lage sind, sowohl wichtigen Sauerstoff als auch wichtige Nährstoffe zum Kopf hinzutransportieren als auch Schadstoffe von dort abzutransportieren.

Eine Möglichkeit, Ablagerungen aus dem Kopf zu entfernen, sind Inhalationen entweder mit Kamillensud oder über kochend heißem Wasser, dem man eine Messerspitze basisches Körperpflegesalz beigegeben hat. Die NaturKunde empfiehlt auch das Tragen sowohl basischer Hals- als auch basischer Stirnwickel. Eine gute Entlastung bringen dem Stoffwechsel, dem belasteten Blut und dem Gesamtorganismus auch basische Fußbäder und basische Strümpfe, die sogar am Tag getragen werden können.

Für die gewünschte Regenerierung von Haarwuchs empfiehlt sich der Verzicht auf säurebildende Ernährung und Genussmittel, gleichzeitig der Verzicht auf milchsäurebildende anaerobe Muskelüberbeanspruchung. Gleichzeitig sind Resorptionsbehinderer zu vermeiden wie Chlor und Fluor, Antibiotika und übermäßiger Milchkonsum. Mit energiereichem Sauerstoff ist der ganze Rücken und auch der Bauch zwecks Optimierung der Resorption einzusprühen. Gleichzeitig ist auf eine reichliche Versorgung mit Mineral- und Vitalstoffen aus der täglichen Ernährung zu achten.

Der Haarboden von Menschen, die an Haarverlust leiden, ist in aller Regel entmineralisiert wegen z. B. drastischer Vergiftungen oder Versauerungen aus Sport, Therapien oder Zahnherden oder auch mit Schlacken aus dem Vorgang jahrelanger Säureneutralisierung gefüllt. Diese Schlacken in Form von Laktaten, Carbonaten oder anderen Salzen minimieren den Haarwuchs oder verunmöglichen ihn auf die Dauer. Sie sind von außen alkalisch herauszuziehen und von innen mit dem Trinken alkalischer Kräutertees zu lösen und möglichst effizient auszuschwemmen.

12. Die Drei Verdauungstypen

Die Natur hält für uns Menschen drei Grundnährstoffe parat: Die Kohlenhydrate, die Eiweiße und die Fette/Öle. Logischerweise finden wir in unserem Organismus drei wichtige Verdauungsorgane, welche Spezialaufgaben haben, sich vorwiegend mit einer dieser Gruppen stofflich auseinanderzusetzen.

Für die Auseinandersetzung mit den Eiweißen, also den Proteinen und Aminosäuren, ist der Magen das prädestinierte Organ. Das Chlor seiner Salzsäure, seine Pepsine und Peptide und auch seine physikalische Arbeit zerkleinern und zerteilen vorwiegend Eiweißstrukturen und machen ihre Fraktale und Begleitstoffe nach einer weiteren Aufbereitung im Zwölffingerdarm für den Dünndarm resorbierbar.

Eine gleichfalls prädestinierte Funktion für die Verdauung von Fetten und Ölen kommt der Leber zu. Sie produziert unablässig Gallenflüssigkeit, welche sie in der Gallenblase speichert. Gelangen Fette und Öle in den Zwölffingerdarm, kontrahiert die Gallenblase und gibt genau die Menge an Gallenflüssigkeit in den Zwölffingerdarm ab, welcher dort gerade zur Emulgierung der Fette und Öle benötigt wird.

Die NaturKunde glaubt, dass die Milz das zentrale Steuerungsorgan ist, welches in Analogie zu unserem Gehirn die Verdauungsprozesse von Magen, Leber, Pankreas und auch Zwölffingerdarm steuert. Ein qualifizierter Produzent der unterschiedlichsten Botenstoffe ist die Bauchspeicheldrüse. Sie entspringt in der Milz, was wiederum deren übergeordnete Funktion unterstreicht. Nach den Befehlen der Milz produziert die Bauchspeicheldrüse die unterschiedlichsten Mengen, Verdünnungsgrade, Alkalitäten des Bauchspeicheldrüsensaftes und natürlich auch die unterschiedlichsten Mengen der unterschiedlichen Botenstoffe, welche im Zwölffingerdarm für die Weiterverdauung der vom Magen aufbereiteten Speisen benötigt werden.

So wie in der Natur alle Wesenheiten individuell und unterschiedlich ausgeprägt sind, so gilt das auch für die jetzt beschriebenen drei oder vier wichtigen Verdauungsorgane. Der Magentyp ist derjenige, der nicht nur gerne Eiweiß und Fleisch isst. Er ist auch derjenige, der Eiweiß und hin und wieder Fleisch, Milch, Eier, Käse und Quark benötigt, weil ansonsten seine Salzsäureproduktion ins Leere geht oder schlimmstenfalls als Sodbrennen oder gar Gastritis die Magenwände angreift.

Insofern ist die Forderung des Veganismus nach ausschließlicher Pflanzenkost wenn schon dann einzig und allein an den Bauchspeicheldrüsentypen zu richten. Ganz bestimmt aber nicht an den Magentypen, der mit strikter veganer Küche eher krank als gesund wird.

Der Lebertyp isst gerne Fett, Öl und Butter. Er wird krank, wenn man ihm die Gallenblase entfernt. Diesen Patienten hilft die NaturKunde mit dem Rat, hin und wieder über den Tag ein paar Süße Mandeln, Walnüsse oder eine Messerspitze Butter zu essen. Diesen Patienten ohne Gallenblase tropft nämlich 24 Stunden am Tag die Galle in den Zwölffingerdarm, findet dort jedoch keinen Emulgationspartner, was auf die Dauer logischerweise zu Entzündungen und Schmerzen des Zwölffingerdarmes führt.

Der Pankreastyp ist logischerweise der geborene Partner zur Verdauung von Kohlenhydraten. Er kommt für die vegane Küche in Frage. Diese Ernährungsform ist jedoch nicht der Weisheit letzter Schluss, sind wir Menschen doch Omnivoren. Unser Gebiss weist uns Menschen mit den Schneidezähnen sowohl als Fleischfresser als auch mit den Kauzähnen als Veganer aus. Wir sind ALLESESSER!

Die Drei Verdauungstypen nach Dr. h. c. Peter Jentschura

Der Eiweißtyp (magenstark = Salzsäure)	
kann/soll essen	**soll nicht/wenig essen**
Gemüse, Getreide, Hülsenfrüchte, Quark, Eier, Fleisch	Milch, Kochsalz, Zucker
Der Kohlenhydrattyp (pankreasstark = Bauchspeichel & Insulin)	
kann/soll essen	**soll nicht/wenig essen**
Gemüse, Obst, Kräuter, Kartoffeln, glutenfreie Pflanzen, Getreide	Fleisch, Milch, Kochsalz, Zucker
Der Fetttyp (leber- & gallenstark = Galle)	
kann/soll essen	**soll nicht/wenig essen**
Fette/Öle, Obst, Kräuter, Gemüse, Getreide, Samen, Nüsse, **Butter**, Sahne	Fleisch, Milch, Kochsalz, Zucker

Vorsicht! Der Eiweißtyp braucht hin und wieder Eiweiß/Fleisch. Veganer sind latent mit Vitamin B12 unterversorgt.

13. Versorgung und Entsorgung von Organismus und Geseel

„Alles fließt ein, und alles fließt aus", heißt einer der zentralen Hermetischen Lehrsätze. Im Jenseits fließen uns alle Energien zu, die wir im Laufe unserer Inkarnation verlebt und verströmt haben, die wir in unsere Mitmenschen, in Organisationen, in unser gesamtes Lebenswerk haben einfließen lassen. In unseren Körper fließen täglich Eindrücke, Erfahrungen und Erlebnisse ein, ebenso wie wir mit unseren Handlungen Ausflüsse erzeugen, die bei unseren Partnern, in Organisationen oder Pläne einfließen.

Gleichermaßen fließen durch unsere Augen Bilder und optische Wahrnehmungen in unser Geseel ein, so wie wir unsererseits verbal oder mit Körpersprache und Entscheidungen „Ausflüsse" generieren, die anderswo als „Einflüsse" mit den unterschiedlichsten Wirkungen ankommen.

So wie Gase durch unsere Nase in unseren Organismus einfließen, so fließen Speisen und Getränke durch unseren Mund in unseren Körper ein und fließen entweder in unsere Gewebe und Zellen weiter oder als Urin oder Fäces aus unserem Körper hinaus.

Nachdem wir uns hinreichend viel naturkundliches Wissen erworben haben, achten wir sorgfältig darauf, was an Speisen und Getränken, aber auch was an energetischen und psychischen Flüssen und Einflüssen in unseren Organismus und in sein Geseel

Eingang/Einfluss findet. Die NaturKunde hat deshalb drei Gebote der Gesundheit definiert und diese lauten:

- Meide Schädliches!
- Iss, trink' und tue Nützliches!
- Scheide Schädliches aus!

Es sind die beiden Komponenten der vielfältigen Versorgung und der sorgfältigen Entsorgung, sprich Reinigung, unseres Organismus, welche die Grundvoraussetzungen für ein gesundes, glückliches und langes Leben bilden.

Passen wir also auf, was wir in uns an Theorien, Nachrichten oder Meinungen wirksam werden lassen. Hüten wir uns vor zu Ängsten führender Panikmache, und hüten wir uns vor einer inflationären Überflutung mit ewig neuen Sensationen, Krisen, Kommentaren und vorhersagen.

Haben wir den Mut, uns unseres eigenen Verstandes zu bedienen, wie schon Immanuel Kant gefordert hat. Und leisten wir uns getrost eine eigene Meinung, auch wenn sie einmal nicht der sogenannten „öffentlichen Meinung" oder auch der „offiziellen Meinung" entspricht. Rufen wir uns noch einmal den klugen Spruch von Bertrand Russell, dem bekannten britischen Philosophen ins Gedächtnis: „Auch wenn alle einer Meinung sind, können alle unrecht haben!".

Für unser Geseel ist es ebenso schädlich, mit Sensationen, immer wieder neuen Nachrichten, Statistiken und sensationellen Bildern überfrachtet zu werden, wie es schädlich ist, unablässig Salz und Zucker, alle möglichen Genussmittel und auch Suchtmittel zu konsumieren.

Die NaturKunde hat Methoden der komplikationslosen Ausscheidung von Schadstoffen entwickelt mit dem Ziel, dass diese Maßnahmen durchgeführt werden, weil sie keine gesundheitlichen Probleme machen. Sie hat sie auch entwickelt, weil sie den Menschen unserer Zeit zu einem möglichst langen und gesunden Leben verhelfen möchte, zu einer Inkarnation, die jahrzehntelang ein Genuss der Körperlichkeit, der Zeugungsfähigkeit und Zeugungsfreude und auch ein wohlverstandener Genuss der Nase, der Haut und der Zunge und des Gaumens gewesen sein soll.

Die NaturKunde lehrt die Bedeutung wohlverstandener Körperpflege, primär verstanden als Reinhaltung und so sinnvolle wie effektive Reinigung des Körpers. Diese Reinigung geschieht mit der Lösung von abgelagerten Schadstoffen mithilfe von Kräutertees bis in die Tiefen von Geweben, Zellen und molekularen Strukturen. Die NaturKunde lehrt die hilfreiche Verwendung von basenbildenden Mineral- und Vitalstoffen zur Stärkung der ausscheidungsrelevanten Organe, als da sind Bauchspeicheldrüse und Leber, Nieren, Magen und Darm.

Die NaturKunde empfiehlt und lehrt eine Umstellung des Genussempfindens weg von den verführerischen Genüssen der Nase, von Mund, Zunge und Gaumen hin zu dem genussvollen Empfinden und Genießen eines starken und gesunden Körpers, in dem ein gesundes, fröhliches und so kluges wie mutiges Geseel wohnt. Schon das Alte Rom formulierte: „Mens sana in corpore sano". Ein gesunder Geist wohnt in einem gesunden Organismus. Die NaturKunde ergänzt: „Mens sana in corpore puro" (Ein gesunder Geist wohnt in einem sauberen Organismus). Sie möchte den sauber gehaltenen Organismus nicht nur sauber, sondern auch stark haben und rät zu lebenslangem Training und zu lebenslanger Abhärtung.

Diese Abhärtung beinhaltet ganz äußerliche Komponenten wie die Konfrontation mit Kälte, getreu dem klugen Spruch von Sebastian Kneipp: „Was kalt ist, macht stark. Was lau ist, macht schwach!". Unser Körper ist mit Kälte zu konfrontieren. Er ist mit körperlicher Anstrengung und auch mit geistiger Anstrengung zu konfrontieren. Er ist auch mit der Mikrowelt der Viren und Bakterien zu konfrontieren.

Der Organismus kann mit muskulärer und thermischer Konfrontation in seiner muskulären Kraft, auch in seiner männlichen Zeugungskraft gestärkt werden. Und er kann mit intellektueller Herausforderung und wachsender Anstrengung in seiner Kapazität der Intellektualität, aber auch des fantasievollen Könnens und auch des künstlerischen Wirkens gestärkt werden.

Denken wir auch daran, hin und wieder unser Geseel zu reinigen. Ebenso wie es den Stoffwechseltypen des Ablagerers gibt, so gibt es betreffend unser Geseel auch den Typen des „Nachtragenden". Das ist eine Art „Elefantencharakter". Diese Menschen schleppen für Jahre oder sogar Jahrzehnte, gegebenenfalls bis zum Lebensende, Erlebnisse aus ihrer Jugendzeit mit sich, die sie damals als schmerzhaft oder verletzend empfunden haben. Sie plagen mit diesen immer wieder aufgefrischten Erinnerungen nicht nur ihr eigenes Geseel, sondern sie malträtieren auch ihre Umgebung damit, sinnen gegebenenfalls sogar auf Wiedergutmachung oder Rache für das von Ihnen empfundene Unrecht.

Derartige Altlasten gehören erst gar nicht gespeichert und aufgestaut. Sie gehören entweder aus eigener Kraft oder im Gespräch mit vertrauenswürdigen Menschen oder mit liebevollen und kundigen Seelenpflegern ein für alle Mal aufgearbeitet und bereinigt, aufgelöst und ausgeschieden!

14. Pufferungssysteme

Die kontinuierliche Versorgung unseres Organismus mit wertvollen, vor allen Dingen basenbildenden Mineralstoffen und Vitalstoffen ist besonders wichtig für die Schatzkammern unseres Organismus. Das sind unsere Haare und unsere Knochen. Das sind unsere Zähne, unsere Sehnen, Bänder und Knorpel, und das ist unser Blut. In diesen Schatzkammern sind all die basenbildenden Mineralstoffe und Spurenelemente aufbewahrt und von der Schöpfung eingebaut, die wir Tag für Tag für die Aufrechterhaltung der wichtigen Säure-Basen-Balance unseres Stoffwechsels benötigen.

Diese Schatzkammern sind zum Teil auch gleichbedeutend mit den Säurepuffern. Sie bewahren unseren Körper und seine Gewebegrundstrukturen vor korrosiven und degenerativen Strukturschäden durch Säuren, indem sie mit ihrer basenbildenden und damit neutralisierenden Kraft überall dort und dann eingreifen, wenn Säuren und andere Schadstoffe die gesunden Strukturen, Organe und deren Funktionen unseres Organismus bedrohen.

Aus Kreisen der Stoffwechselbetrachter ist immer noch und immer wieder zu hören, dass wir doch naturgegebene Pufferkapazitäten in unserem Organismus haben, die mehr oder weniger automatisch und lebenslang alle Säuren verstoffwechseln und so den Organismus in die Lage versetzen, schädliche Säuren ohne Probleme auszuschalten. **Der Haken bei der Sache ist nur der, dass die Mengen der neutralisierungsfähigen Mineralstoffe und Spurenelemente und auch die Kapazitäten der**

Pufferungssysteme und Organe nicht endlos sind. Sie verzehren sich von Jahr zu Jahr und desto schneller, je stärker sie mit Säuren aus beispielsweise muskulärer Überbeanspruchung oder zur Neutralisierung von Chlor und Fluor und allen möglichen Säuren aus den Genussmitteln unserer Zeit beansprucht werden.

Achten Sie deshalb auf die Entwicklung Ihrer Haut und Haare, Ihrer Knochen, Knorpel und Sehnen, und achten Sie auf die Aufrechterhaltung Ihrer Beweglichkeit und auf die Elastizität Ihrer Gelenke. Achten Sie überhaupt auf all diese Schatzkammern. Machen Sie sich deren Werthaltigkeit so optisch wie gefühlsmäßig deutlich. Jeder optisch wahrnehmbare Verlust der Haarfarbe, der Hautdurchblutung oder auch der muskulären Kraft sind Verluste, die sie an den Schatzkammern ihres Organismus erleiden. Deshalb ist die kontinuierliche Versorgung mit basenbildenden Mineralstoffen und mit Vitalstoffen so entscheidend wichtig für die Erhaltung und für den Genuss eines langen und gesunden, eines fröhlichen und erfüllten glücklichen Lebens.

Diese basenbildende Versorgung ist gleichbedeutend mit einer sorgfältigen Pflege und Unterhaltung der wichtigen Pufferkapazitäten Ihres Organismus! Merke: Die Kapazitäten unserer Puffersysteme sind begrenzt. Sie bedürfen der lebenslangen mineralischen und damit basenbildenden Versorgung. Sie werden durch Ängste, durch geistige und körperliche Überforderung, durch Säure, Schwermetalle, Antibiosen usw. beansprucht und letzten Endes aufgezehrt.

15. Unser Atem

Die Betrachtung und Bewertung unserer Atmung ist „Naturbeobachtung pur". Wir beobachten das Phänomen der Gasversorgung unseres Organismus, tagsüber mit Sauerstoff und während der Nacht mit Stickstoff. Wir beobachten die Ausscheidung von Kohlenstoffdioxid während des Tages und während der Nacht.

Wir beobachten das ewige Wechselspiel von Versorgung und Entsorgung zwischen Säugetier und Pflanze. Wir scheiden unser Schadgas CO_2 aus. Dieses Gas ist das Nutzgas der Pflanze. Sie behält sich den Kohlenstoff und bildet daraus und damit Holz, Stängel und Blattrippen. Sie scheidet Sauerstoff als ihr Schadgas aus, welches unser Nutzgas ist.

Die Lunge ist nicht nur unser zentrales Gaswerk, sondern sie ist auch via Zwerchfell der ewig tätige Motor für unseren Lymphfluss. Das ewige Auf und Ab des Thorax hält nicht nur den immobilen Patienten am Leben mittels Sauerstoff- und Stickstoffversorgung, sondern auch mittels Aufrechterhaltung der Flüsse und Fließfähigkeit unserer Lymphe und unserer Gewebsflüssigkeiten.

Die NaturKunde empfiehlt dem Menschen, immer wieder einmal tief ein- und auch feste auszuatmen, damit alle Regionen der Lunge be- und entatmet werden.

Der Atem lehrt uns Menschen die Vergänglichkeit des Lebens. Denken wir an einen der Hermetischen Lehrsätze, der da lautet: „Alles fließt ein, und alles fließt aus" oder „Alles steigt und alles fällt". Es ist der ewige Wechsel zwischen Versorgung und Entsorgung, zwischen Wachsen und Vergehen, den uns der Atem lehrt. Dieser Wechsel ist das „Ewige Leben". Es taktet für uns Menschen im Kleinen zwischen Aus- und Einatmen und im Großen zwischen Inkarnation und Inanimation. Das Leben braucht beide Takte. Es gibt keine guten Takte und keinen schlechten Takt.

Die NaturKunde vertritt die These, dass wir Menschen während der Sekunden des Einschlafens unseren Stoffwechsel von der primären Sauerstoffversorgung des Organismus umschalten auf das Primat der Stickstoffversorgung während der Nacht. Den Sauerstoff benötigen wir tagsüber für die Ausführung unseres Denkens und unserer Bewegungsabläufe. Den Stickstoff benötigen wir in der Nacht für die Regenerierung unserer Gewebe. In deren zentralen molekularen Strukturen steht immer der Stickstoff. Er ist das Regenerierungsatom für unser Fleisch.

Unsere Atemluft besteht zu 21 % aus Sauerstoff und zu 78 % aus Stickstoff. Allein aus dieser Dominanz des Stickstoffes ergibt sich für die schöpfungsgläubige NaturKunde der Gedanke, dass dieser Stoff von der Natur nicht ungenutzt bleibt, sondern ganz im Gegenteil eine ganz besondere Rolle für die Aufrechterhaltung des Lebens spielt, und zwar diejenige der kontinuierlichen Regenerierung unseres Fleisches.

Tagsüber folgt der Atemrhythmus dem physischen Bedürfnis des Körpers nach Sauerstoffversorgung. Der gleichmäßig tiefe Atem der Nacht ist der „Atem des Stickstoffes und der Regenerierung".

16. Die vier Takte der Gesunderhaltung

Die NaturKunde hat drei Gebote für die Gesundheit des Menschen definiert. Diese lauten: Meide Schädliches! Iss, trink' und tue Nützliches! und Scheide Schädliches aus! Neben diesen drei Geboten reklamiert die NaturKunde vier Takte resp. Maßnahmen, um die eigene Gesundheit zu erhalten oder für den Fall zu regenerieren, dass sie schwächelt oder droht, verloren zu gehen. Diese Takte heißen:

- Stärkung des Organismus
- Reinhaltung des Organismus
- Reinigung des Organismus
- Regenerierung des Organismus

1. Stärkung des Organismus

Die Stärkung des Organismus erfolgt sowohl auf physischer als auch auf psychischer und auch auf energetische Art und Weise mit den unterschiedlichsten Maßnahmen. Wichtig ist moderate aerobe Bewegung in Licht und frischer Luft zwecks Funktionsstärkung der Muskeln und Gelenke und auch zur Stimulierung des Flusses von Blut, Lymphe und Nervenimpulsen.

Gleichermaßen wichtig ist die lebenslange omnimolekulare und basenüberschüssige Ernährung des Körpers. Wichtig ist auch der lebenslange Wissenszufluss, hin und wieder auch eine zielgerichtete Hilfe, ein guter Zuspruch und eine liebevolle Streicheleinheit.

Das Spektrum der reinen Energien ist unendlich breit gefächert. Es reicht von den kosmischen Energien von Sonne, Mond und Sternen über Energien, wie wir sie z. B. im Wasser von Lourdes finden, bis zu den zahllosen Energien, die in Pflanzen wirken. Denken wir an die Selbstheilungskraft, die der Kamille innewohnt, oder an die Kraft der Zellstrukturierung oder -neustrukturierung, die wir in Weißkohl, Süßen Mandeln, in Grünkern und vielen anderen Pflanzen finden.

Es gibt auch die von Wilhelm Reich erforschte Orgonenergie, Viktor Schaubergers Bewegungsenergie und viele andere Energiefelder, die noch der Erforschung harren.

2. Reinhaltung des Organismus

Zur Aufrechterhaltung aller Funktionen des Organismus ist es wichtig, diesen nicht mit Schadstoffen aus Genussmitteln, Suchtmitteln, vermeidbaren Arzneimitteln, aus übermäßigem Konsum von Milch und Milchprodukten, von süßen oder salzigen Leckereien zu belästigen. Auch zu wenig Bewegung oder drastische Überbeanspruchung mit anaerobem Sport sind zu vermeiden.

3. Reinigung des Organismus

Die Reinigung des belasteten Organismus kann drastisch oder vorsichtig erfolgen. Mit der vorsichtigen Reinigung, welche die NaturKunde empfiehlt, werden Probleme der Fastenkrise oder der Heilkrise vermieden, die mit drastischen Maßnahmen auftreten können. Mit moderaten Mengen von Wasser und Kräutertees oder auch mit vorsichtig dosierten Homöopathika werden Ablagerungen im Körper gelöst. Mit einer vollwertig-vegetarischen und gleichzeitig omnimolekularen und basenüberschüssigen Ernährung werden gelöste Schadstoffe im Stoffwechsel ausscheidungsfähig gemacht. Mit dieser Art der Ernährung werden auch die Funktionen aller relevanten Ausscheidungsorgane angeregt und gestärkt.

Die Körperpflege wird, wie der menschliche Körper das im Mutterleib gelernt hat, mit basischen Anwendungen der basischen Fuß- und Vollbäder und mit anderen basischen Anwendungen gereinigt.

4. Regenerierung des Organismus

Die Regenerierung des Stoffwechsels erfolgt erstens mit der Vermeidung von Resorptionsbehinderern. Das sind auf der atomaren Ebene die Antagonisten unseres Resorptionselementes Sauerstoff. Das sind die Elemente Chlor und Fluor.

Im Dünndarm wirken Verschleimungen durch einen zu hohen Konsum von Milch und Milchprodukten resorptionsbehindernd. Das tun auch Antibiotika, welche die resorptionsfördernde Darmflora stören oder zerstören.

Mit der Vermeidung dieser Resorptionsbehinderer vermeidet man die Ursachen der gefürchteten Malabsorption von Stoffen, die für die Regenerierung degenerierter Strukturen wichtig sind. Mit moderater Bewegung an der frischen Luft oder auch mit der Zuführung von energetisch aktivem Sauerstoff, aufgesprüht auf den Bauch und auf den Rücken, verhilft man dem regenerierungswilligen Menschen aus der Mal- in die Belabsorption.

Resorbiert werden müssen Mineral- und Vitalstoffe aus der täglichen vollwertig-vegetarischen und gleichzeitig omnimolekularen und basenüberschüssigen Ernährung. Diese ist hauptsächlich am Verzehr von Gemüsen und Kräutern, aber auch von Samen, Nüssen und Obst orientiert.

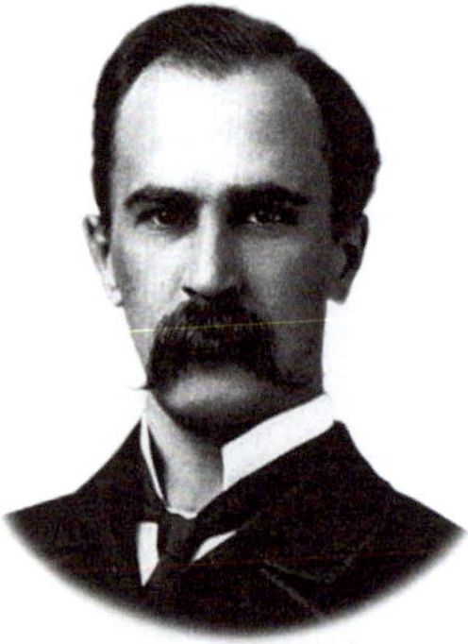

“ **Die richtige Kombination vieler Nährstoffe verspricht die größten gesundheitlichen Erfolge. Dagegen ist die Kombination vieler Arzneimittel eine große Gefahr. Je mehr Arzneimittel genommen werden, desto schwerer sind die Wechselwirkungen zu überblicken.** „

Sir William Osler (1849–1919)

17. Die Stärkung des Immunsystems

Seit etwa hundert Jahren wird die Aufmerksamkeit der Wissenschaft und der gesamten Menschheit auf die Bekämpfung angeblich bestehender Erreger gerichtet. Folgt man dieser Sicht der Dinge, dann hat die Schöpfung Wesenheiten installiert, um andere von ihr selbst geschaffene Wesenheiten umzubringen oder ihnen zumindest schweren Schaden zuzufügen. Diese Sicht der Dinge widerspricht derjenigen der NaturKunde.

Die NaturKunde glaubt an eine hochintelligente Schöpfung, welche Kleinstlebewesen, ob Kartoffelkäfer, Mikroben oder Viren geschaffen hat, um andere Geschöpfe zu überprüfen, zu reinigen und zu stärken. Wenn sich Wesenheiten allerdings so schlecht entwickeln, aufgrund welcher Verhaltensweisen oder Umstände auch immer, dann können diese von der NaturKunde „Wachhalter" genannten Aufpasser der Natur auch schon einmal zur Eliminierung der für ihre Fortexistenz zu schwach gewordenen Existenzen führen.

Der große Dichter und Naturbeobachter Johann Wolfgang von Goethe hat diese Sicht auf die Natur und die Schöpfung zusammengefasst und formuliert:

**„Die Natur versteht keinen Spaß. Sie ist immer wahr,
immer strenge. Sie hat immer recht.
Und die Fehler und Irrtümer sind immer des Menschen."**

Die NaturKunde setzt auf die Stärkung des eigenen Immunsystems, vorwiegend mit der Stärkung der eigenen Strukturen,

Funktionen, Gewebe und Flüssigkeiten. Wir Menschen sind alkalische Lebewesen und haben ein Leben lang für die Aufrechterhaltung der schöpfungsgegebenen Iso-Ionie und der Dominanz der Mineralstoffe in unserem Gesamtchemismus zu sorgen. Diese Dominanz der Mineralstoffe bedingt die Dominanz der Basen über die Säuren in unserem Körper.

Die Dominanz der Mineralstoffe mit der von ihnen ausgehenden Alkalität der Gewebe und unserer Flüssigkeiten gewährleistet ein mineralstoffreiches Blut, eine mineralstoffreiche Lymphe und mineralstoffreiche Gewebe- und Zellflüssigkeiten. Diese Flüssigkeiten sorgen für starke Zellmembranen, welche Viren ein Eindringen verwehren.

Es ist diese Stärke der Zellmembranen, welche die NaturKunde für einen ganz wichtigen Faktor unseres Immunsystems und damit unserer Abwehrkraft hält. Diese Alkalität erreichen wir mit einer gemüsebetonten pflanzenbasierten Ernährung. Diese Ernährung führt logischerweise auch zu einer Ausprägung starker Abwehrkörper, die wir im Blut als Leuko- und Lymphozyten kennen.

Dieser geforderte Mineralstoffreichtum ist logischerweise auch die Urquelle unseres wichtigen Zellverbandes der sogenannten Stammzellen. Die NaturKunde hält die moderate Alkalität unserer Gewebsflüssigkeiten, auch die Alkalität von Blut und Lymphe für die zentralen Voraussetzungen für Gesundheit und Leistungsfähigkeit und auch für die Stärke unseres Immunsystems. Sie bezeichnet diese Alkalität als Bio-Alkalität, als „Alkalität des Lebens".

18. Drei Schritte der problemlosen Entschlackung

Seit Jahrhunderten, wenn nicht seit Jahrtausenden, plagt sich die Menschheit mit einem kleinen Phänomen herum, welches oftmals dann auftritt, wenn sich Menschen ihren Organismus mit Methoden des Trinkens oder Fastens reinigen wollen. Nach den ersten Tagen der Kur treten Kopfschmerzen, Schwitzen, Jucken oder andere unliebsame Symptome in der Physis oder in der Psyche auf und haben schon manchen Faster veranlasst, seine guten Vorsätze zu begraben und die Kur abzubrechen. Die NaturKunde empfiehlt, die wichtige kontinuierliche Reinigung des Organismus mit drei gleichzeitig laufenden Maßnahmen zu vollziehen.

Im Laufe der Jahre oder Jahrzehnte unseres Lebens bilden sich bei vielen Menschen Ablagerungen von Schadstoffen. Zu deren Deponierung bildet der kluge Organismus Fettstrukturen vorwiegend im Unterhautfettgewebe, besonders im Bereich Bauch, Po, Oberschenkel und auch der Brüste oder Oberarme.

Wenn man diese Schadstoffe aus seinem Körper entfernen möchte, werden oft Wasser, Kräutertee, Gemüsesäfte oder ähnliches getrunken, um die Schadstoffe aus dem Körper zu spülen.

Je nach Lösungsfähigkeit der getrunkenen Flüssigkeiten prägen sich jetzt die unterschiedlichsten Phänomene aus, die als Fasten- oder Heilkrise bezeichnet werden. Sie sind die Folge von zu erneutem Leben erweckten Säuren, die aus den Schadstoffdeponien herausgelöst wurden. Sie bewirken jetzt den Ärger des Schwitzens, des Juckens, der Schmerzen o. ä. Diese unangenehmen Folgen vermeidet die NaturKunde mit dem zweiten Schritt der Entschlackung. Sie fährt parallel zur Schlackenlösung die Organstärkung und die Neutralisierung der gelösten Säuren und Stoffwechselendprodukte.

Dieser zweite Schritt, das ist eine reichliche und ganz breit aufgestellte omnimolekulare Versorgung des Organismus mit einem überwältigenden Angebot von basenbildenden Mineral- und Vitalstoffen. Die unterschiedlichsten Säuren müssen mit den unterschiedlichsten Mineralstoffen neutralisiert werden. Die gelösten Schadstoffe, ob neutralisiert oder nicht neutralisiert, müssen auf den unterschiedlichsten Wegen via Nieren oder Haut, via Leber oder Darm den Organismus verlassen. Die unterschiedlichen beteiligten Organe müssen mit den unterschiedlichsten Vitalstoffen gestärkt werden. Es gibt sehr wohl leber- als auch nieren- oder darm- und hautrelevante Kräuter. Man muss sie nur kennen oder geschickt vermischt verzehren.

Das waren die beiden Schritte, mit denen als erstes mit viel Kräutertee, Wasser und/oder Gemüsesäften Ablagerungen gelöst werden, wonach man im zweiten Schritt der Übermineralisierung Säuren und Schadstoffe neutralisiert und ausscheidungsrelevante Organe stärkt.

Jetzt folgt als dritter Schritt die alkalische Ausleitung mit basischen Anwendungen auf der Haut oder auch via Schleimhäute. Basische Ausleitungshilfen auf der Haut, das sind basische Fuß- und Vollbäder. Das sind basische Stulpen, basische Strümpfe, basische Wickel oder basische Pflanzen-Mineral-Pulver. Diese praktizierte man früher und kann es auch heute noch tun, als basische Quarkwickel. Heute gibt es basische Badesalze, die den gleichen Zweck oder diesen sogar noch besser erfüllen.

Über die Schleimhäute kann man am Kopf basisch inhalieren, oder man kann basische Vaginal- oder Analspülungen durchführen, um über die Schleime von Kopf, Vagina und Anus möglichst viele Schadstoffe effektiv auszuleiten.

Mit diesen drei Schritten der Reinigung des Organismus erzielt man verblüffende Erfolge. Hat man nämlich Schadstoffe aus den Fettstrukturen gelöst und entfernt, kann der Organismus auf die einzig und allein zum Zweck der Schadstoffdeponierung gebildeten Fettstrukturen verzichten. Er baut diese ab, was zu einer oftmals gewünschten Figurverbesserung führt. Gleichzeitig ist der Organismus in der Lage, Verdünnungswasser auszuscheiden, welches er in den von Schadstoffen belasteten Fettstrukturen einlagern musste, um die Giftigkeit der deponierten Schadstoffe zu minimieren.

Insofern fällt die Reinigung des Organismus und seiner Gewebe für den Körper dreifach günstig aus. Die Schadstoffe sind verschwunden. Die Fettstrukturen sind überflüssig geworden. Das Gleiche gilt für das jetzt nicht mehr benötigte Verdünnungswasser.

Praktizieren Sie in Zukunft zur Reinigung Ihres Organismus die von der NaturKunde empfohlenen drei Schritte der Schlackenlösung, danach der Säureneutralisierung und Organstär-

kung und als dritten Schritt die Anwendung basischer Maßnahmen, um dem Organismus eine entscheidende Hilfe zur Entfernung von Säuren und Schadstoffen durch die Haut und auch durch seine Schleimhäute zu gewähren.

> **»Übersäuerung ist die ursächliche Grundlage aller chronischen Krankheiten.«**
> *Dr. med. Renate Collier*

19. Von der Degenerierung zur Regenerierung

In unserer modernen Zeit erreichen wir Menschen durchschnittlich ein Lebensalter von bis zu 80 Jahren. Davon sind wir etwa bis zum 60. Lebensjahr arbeits- und leistungsfähig. Danach beginnt eine Zeit kontinuierlicher Schwäche und zunehmender Krankheiten. Dabei könnten wir bei bester Gesundheit 120 bis 140 Jahre alt werden und am Ende unserer Tage gesund und lebenssatt sterben. Das werden wir vielleicht einmal tun, indem wir uns zum Sterben entschließen und ab diesem Zeitpunkt weder etwas trinken noch etwas essen. Nach spätestens einer Woche wechselt unser Lebensfunke aus der Inkarnation in die Inanimation. Die Zeitspanne der Regenerierung unserer Lebenskraft und unseres Lebenswillens beginnt, nachdem unser Geseel den Körper verlassen hat.

Vor unserem Wechsel ins Jenseits haben wir eine Zeit der körperlichen Degenerierung hinter uns. Diese zeigt sich in unserer modernen Zeit mit unterschiedlichen und mehr oder weniger ausgeprägten Ablagerungen von Schadstoffen in den verschiedenen Geweben unseres Körpers. Sie zeigt sich mit immer mehr und unterschiedlich aggressiven Zerstörungen unserer Strukturen und einer Minimierung unserer Funktionen. Diese Degenerierung zeigt sich mit immer anderen und eventuell unappetitlicheren Ausscheidungen.

Die unerfreulichste Form der Degenerierung sind sicherlich die verschiedenen Strukturverluste. Diese führen je nach betroffenem Organ und betroffener Struktur zu Bewegungsverlusten, zu

Elastizitäts- oder Denkverlusten, und was der anderen Struktur- und Funktionsverluste mehr sein mögen. Alle diese Verluste haben ihren letztendlichen Ursprung in Schadstoffen, möglicherweise auch in Schadenergien physikalischer oder psychischer Herkunft, die oftmals aus psychischen in chemische Strukturen übergehen. Oder die sich wie Stress und Salzsäure wechselseitig bedingen oder auch aufeinander folgen.

Wer länger und gesünder leben will, der hat und kann Schadstoffe und Schadenergien vermeiden, neutralisieren und ausscheiden, wenn er denn die Gebote der Gesundheit und überhaupt seinen eigenen Organismus kennt und versteht. Nicht nur das! Er hat und wird in Zukunft kenntnisreicher, disziplinierter und rücksichtsvoller mit seinem Körper umgehen, wofür er bestimmt nicht nur mit einem längeren, sondern auch mit einem erfreulicheren Verlauf seiner Inkarnation belohnt werden wird.

In unserer modernen Zeit ist unser Körper mit einigen Ungeschicklichkeiten konfrontiert, die seine Degenerierung beschleunigen und jegliche Regenerierung behindern. Die Rede ist von der bei vielen Menschen anzutreffenden Malabsorption. Diese bedeutet, dass man sich ggf. bemüht, gesund zu leben, dass jedoch die Degenerierung fortschreitet und die Regenerierungsbemühungen fehlschlagen.

Einer der Gründe ist ein zu hoher Kochsalzkonsum. Unsere beiden Nieren können pro Tag 5 bis 6 g Natriumchlorid ausscheiden. Der weltweite Konsum an Kochsalz in unserer modernen westlichen Industriegesellschaft liegt jedoch bei 20 bis 25 g pro Tag.

Damit sind die Nieren überlastet, und viele Schadstoffe verbleiben im Körper. Ein weiterer Grund ist der Abusus von Antibiotika, wodurch die bakterielle Darmflora gestört, dezimiert oder sogar vernichtet wird, mit der Folge einer ungenügenden Resorption von Vitalstoffen, die zur Aufrechterhaltung unserer körpereigenen Strukturen und derer Funktionen zwingend notwendig sind.

Neben dem Chlor aus dem Kochsalz ist das Element Fluor ein weiterer Antagonist des Sauerstoffes. Dieses Element Sauerstoff ist der zentrale Oxidations- und Resorptionsfaktor für die Aufnahme unseres Körpers von Mineral- und sofortigen Vitalstoffen. Diese Resorptionsfunktion des Sauerstoffes geschieht hauptsächlich im letzten Teil des Dünndarms, setzt sich dann jenseits der Ileozökalklappe im aufsteigenden Dickdarm fort.

Für viele Menschen mag auch übermäßiger Milch-, Käse- und sonstiger Milchproduktekonsum eine Rolle spielen für die beobachtete Malabsorption, weil einerseits Käse je nach Härtegrad viel Kochsalz enthält, andererseits auch viel Schleim, wodurch bei entsprechend hohem Konsum der Dünndarm verschleimt wird, ein weiterer Grund für die Malabsorption von Vital- und Mineralstoffen.

Kurze Rede langer Sinn: Der Darm ist von den Resorptionsbehinderern Fluor, Kochsalz, Antibiotika und übermäßigem Milchkonsum zu verschonen und aus der bisherigen Malabsorption in die Belabsorption zu überführen. Belabsorption geschieht mit einer Sauerstoffanreicherung des gesamten Körpers. Diese erreichen wir durch Bewegung in Sonnenlicht

und frischer Luft oder durch das Besprühen insonderheit des Bauches mit geeignetem Sauerstoff, ggf. in Form von energiereichem Wasserstoffperoxid.

Besonders wichtig für die Funktionen des Kopfes ist ein Besprühen respektive eine Sauerstoffversorgung des gesamten Rückens vom Po hinauf bis zum Haaransatz. Zum guten Schluss sei auf die Wichtigkeit hingewiesen, nicht nur die Behinderer der Resorption zu vermeiden. Es gilt, den Organismus, vor allen Dingen den Dünndarm und die Roten Blutkörperchen, mit Sauerstoff zu versorgen. Es gilt auch, dem Organismus eine vitalstoff- und mineralstoffreiche Ernährung zu gewähren, damit er so resorptionsstark, wie er jetzt ist, hinreichend viele wertvolle Stoffe zwecks Resorption angeboten bekommt!

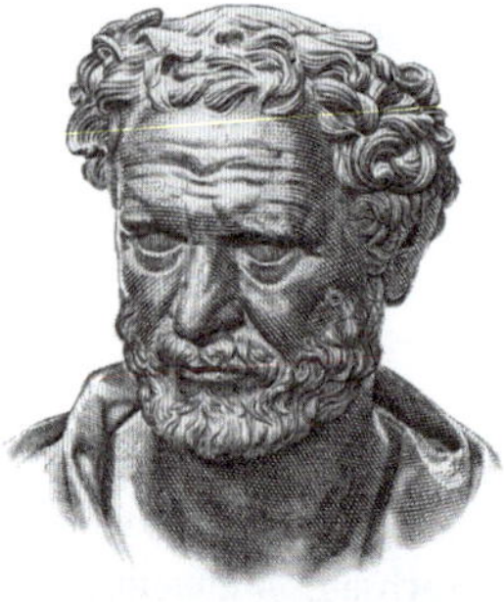

»Gesundheit erflehen sich die Menschen von den Göttern. Dass es in ihrer Macht liegt, sie zu bewahren, daran denken sie nicht.«

Demokrit (459–370 v. Chr.)

20. Was ist Vitalität?

Bei der Betrachtung des Phänomens „Vitalität" richtet die NaturKunde ihr Hauptaugenmerk auf die Bewertung der körperlichen Gesundheit. Vitalität ist für die NaturKunde gleichbedeutend mit:

- Der Besitz einer starken Muskelkraft
- Das Vorhandensein von Elastizität der Gelenke, der Muskeln, der Sehnen, der Bänder und auch der Knochen
- Die Schlacken- und Säurefreiheit der Flüssigkeiten und Gewebe
- Das Fehlen unappetitlicher Ausscheidungen
- Das Fehlen unangenehmer Strukturverluste
- Das Freisein von Parasiten und Pilzen
- Das Vorhandensein von Eros und Sexualkraft beider Geschlechter
- Der Vollbesitz der geistigen Kräfte
- Das Vorhandensein von Lebensfreude, -mut und -willen

Das Optimum von Vitalität erreicht der Mensch zwischen dem 20. und 40. Lebensjahr, in der Zeit seines Zeugungsdranges und seiner Zeugungsfähigkeit, in einer Lebensphase, in welcher Eros und geschlechtliche wechselseitige Anziehungskraft blühen.

Es ist nicht nur die Gesundheit des Körpers, welche Vitalität definiert. Vitalität ist eine Trinität von körperlicher Gesundheit, von Lebensfreude unseres Geseels und von dem Vorhandensein und der Fortdauer unseres Lebens- und Gestaltungswillens. Wer denkt da nicht an den klugen Spruch der Theresa von Ávila: „Pflege Deinen Körper wie einen Tempel, damit Deine Seele gern darin wohnt."

Lebensfreude speist sich aus einem glücklichen Lebensverlauf und aus vielen beglückenden Erlebnissen. Lebensfreude speist sich auch aus der Elastizität der Gedanken, aus der Blüte der Phantasie, auch aus der Kraft der Sprache und aus der Fortdauer ihrer Ausdrucksfähigkeit.

Vitalität dauert desto länger an, je mehr und je mehr positive Zukunftserwartungen gehegt und gepflegt und je mehr versucht wird, diese in die Tat und in die Realisierung umzusetzen.

Im Kern jeder Vitalität steht der harte Kern des Lebens. Das ist unser Wille, im Falle der Vitalität unser Lebenswille. Nicht umsonst formuliert das Vater Unser: „Dein Wille geschehe!". Der Wille, das ist die letzte Instanz der Schöpfung, logischerweise auch der Vitalität.

Vier Kriterien gelten als hilfreich zur Erhaltung der Vitalität:

- Gesunde, regelmäßige und aerobe Bewegung
- Eine mineralstoff- und energiereiche vegetarische Ernährung
- Eine lebenslange basische innerliche und äußerliche Reinigung des Organismus
- Eine belabsorptive und stickstoffgestützte Regenerierung unserer Gewebe

21. Was ist Krankheit?

Der weithin bekannte Arzt Dr. med. Heinrich Reckeweg soll einmal vor seinen Studenten ausgerufen haben: **„Krankheit gibt es gar nicht! Es gibt nur Maßnahmen des Körpers, wieder gesund zu werden!"**. Diese Sicht von Heinrich Reckeweg gilt sicherlich für die Mehrzahl der Krankheiten resp. für die Symptome von Heilungs- und Rettungsversuchen des Organismus.

Aber natürlich gibt es auch Vergiftungen und daraus entstandene Schäden, die wir in unserer modernen Zeit aus den Giften unserer Zivilisation und auch aus den modernen Schadenergien erleiden. Diese Krankheiten oder Schwächungen prägen sich logischerweise deshalb aus, weil unser Organismus in den Jahrmilliarden seines Bestehens weder mit diesen Stoffen noch mit diesen Energien konfrontiert worden ist. Da muss man sich leider um die uns folgenden Generationen ernsthafte Sorgen machen!

In unserer modernen Zeit treten uns drei Formen von „Krankheiten" entgegen, welche die NaturKunde als Ablagerungen, Ausscheidungen oder Strukturverzehre bezeichnet. Aber es gibt logischerweise ebenso angeborene Organschwächen oder auch somatisch wirksam werdende Phänomene, die aus seelischem Kummer und seelischer Not herrühren.

Was hat die NaturKunde für die Vermeidung möglichst vieler Krankheiten zu empfehlen oder zu tun? Sie denkt daran, umfangreiches Wissen um die körperlichen Prozesse und natürlich auch über die Strukturen und Organe des Körpers zu vermitteln. Sie möchte Wissen über die Reinhaltung, die Reinigung und Regenerierung des Organismus vermitteln. Sie möchte zu einem Verhalten beitragen, welches von Wissen, Können und respektvollem Umgang mit dem eigenen Körper bestimmt ist.

Die Fakultät NaturKunde möchte auch ein Konzept der allgemeinen Hygiene etablieren, welches für den eigenen Organismus ebenso bestimmt ist wie für unseren Umgang mit Pflanze, Tier, Natur und Planet. Dieses Konzept ist in Analogie zu den „Drei Geboten der Gesundheit" zu sehen, welche die NaturKunde für die Gesundheit von uns Menschen formuliert hat. Diese Gebote lauten:

Meide Schädliches!
Iss, trink' und tue Nützliches!
Scheide Schädliches aus!

Für die Zukunft unserer Zivilisation und unseres Überlebens ist sicherlich die zukünftige Vermeidung von Schadstoffen und Schadenergien von besonderer Bedeutung. Die gleiche Sorgfalt gilt auch für die kontinuierliche Hege und Pflege der Natur und ihrer Erscheinungsformen und in den nächsten Jahren erst recht für die Reinigung des Bodens, des Wassers und der Luft unseres Planeten!

22. Zwei Erzfeinde unserer Gesundheit

Betrachten wir unsere Gesundheit, dann haben wir zu unterscheiden zwischen einer solchen der Physis und derjenigen der Psyche. Die Psyche haben wir erkannt als Dualität von Geist und Seele. Dieses Gespann hat die NaturKunde-Fakultät unser „Geseel" getauft.

Betrachten wir unseren Körper, dann erkennen wir als die große Mutter unserer Stofflichkeit das Element Sauerstoff, aus dem wir zu ca 60 % unserer Gesamtsubstanz bestehen. Diese große Mutter ist vergleichbar mit Funktion und Wichtigkeit der Königin im Bienenstock. Diese ist die Mutter aller Bienen, wie der Sauerstoff unseres Körpers die Mutter aller wichtigen Lebensprozesse ist.

So wie die Königin sich auf ihrem Hochzeitsflug mit einem Dutzend Drohnen zwecks Befruchtung verbandelt, so verbandelt sich das Element Sauerstoff in unserem Körper mit den wichtigsten basenbildenden Mineralstoffen und bildet so die alkalischen Flüssigkeiten unseres Körpers, die Flüssigkeiten der Zellen und Gewebe, des Blutes und der Lymphe.

Unsere körperliche Gesundheit besteht auf desto höherem Niveau und dauert umso länger, je ungestörter das Zusammenspiel von Sauerstoff und basenbildenden Mineralstoffen in unserem Körper währt. Dieses Zusammenspiel wird durch zwei Elemente bedroht. Das ist das Chlor, und das ist das Fluor.

Worin besteht nun der Antagonismus zwischen der Fakultät Chlor-Fluor und dem Sauerstoff? Was macht die Gefährlichkeit dieser beiden aggressiven Halogene für unsere Gesundheit aus? Diese beiden Gase Chlor und Fluor sind chemisch negative Elemente, ständig auf der regelrecht nymphomanen Suche nach einem positiv-männlichen Partner. Alle diese potenziellen Partner gehören zur Fakultät der Mineralstoffe, allen voran so reaktionsfähige Elemente wie Natrium, Kalium und Kalzium. Logischerweise verbinden sich mit besonderer erotischer Inbrunst das nymphomane Chlor mit dem macho-aktiven Natrium zu Natriumchlorid, also zu Kochsalz, unserem NaCl.

Gelangt jedoch Chlor in unseren Organismus – und das Gleiche gilt für Fluor, dann sucht sich logischerweise jedes freie Chloratom ein freies Mineralstoffatom, um seinen erotischen Bedarf zu befriedigen. Zum Leidwesen unseres Mutterstoffes, des Sauerstoffes, scheuen sich jedoch weder Fluor noch Chlor, sich solcher Mineralstoffe zu bemächtigen, die sich bereits in einer originären Verbindung Sauerstoff-Mineralstoff befinden.

Der Mineralstoffentzug von Natrium, Kalium, Kalzium usw. aus unseren originären Verbindungen beispielsweise in den Knochen, Sehnen und Bändern ist ein regelrecht nymphomaner Verführungs- und Entführungsvorgang. Bei diesem hat die liebevolle Mutter unseres Körpers und seiner Substanzen, der Sauerstoff, leider das Nachsehen gegenüber dem erotisch und verführerisch stärkeren Fluor- bzw. Chloratom.

Die unterschiedlichsten Entmineralisierungsphänomene werden mit Namen wir Karies, Arthrose, Osteoporose, Parodontose usw. belegt.

Was hilft, unsere Gesundheit zu bewahren? Was hilft, unsere originären Sauerstoff-Mineralstoff-Verbindungen zu schützen? Hüten wir uns vor Chlor und Fluor! Wenn uns das gelingt, haben wir den Kampf um unsere Gesundheit schon halb gewonnen. Vorerst schauen wir uns einmal an, woher uns die seit Jahrzehnten zu beobachtende Kochsalzflut bedroht.

Es ist das Salz aus Brot und Brötchen, aus Käse, Pommes frites, aus Pizza und Pasta. Es ist auch das Kochsalz aus Konserven und Ketchup, aus Fleisch- und Wurstwaren und aus dem großen Bereich des modernen Fast-Food, ganz zu schweigen von dem puren Kochsalz, welches auf Eier und in die Suppe gestreut wird. Ganz zu schweigen von salzigen Erdnüssen und salzigen Kartoffelchips.

Werfen wir abschließend noch einen Blick auf das Element Fluor, dann brauchen wir nicht mehr und nicht weniger zu entscheiden, als dass wir keinerlei fluoridierte Zahnpflege mehr betreiben, und der Fall ist für uns erledigt.

Ein Wort noch zum Chlor. Dieses Gas ist natürlich desto schneller und desto aggressiver in unserem Blut, je mehr, öfter oder intensiver wir in chloriertem Badewasser öffentlicher Badeanstalten schwimmen. Ein einziger Atemzug, und das Chlor ist über unsere Lungenbläschen direkt in unserem Blut und kurze Zeit später in jedem Organ, auch im Gehirn. Wenn also jemand dementen oder an Alzheimer leidenden Patienten helfen möchte, denen sollte er niemals zum Baden in diesem chlorierten Badewasser raten!

Kochsalz in:

- Brot und Brötchen
- Käse und Fast Food
- Pommes Frites
- Pizza und Pasta
- Gemüsekonserven
- Ketchup und Kartoffelchips
- Fleisch- und Wurstwaren
- gesalzenen Erdnüssen
- salzigen Knabbereien

Fluor in:

- fluoridierten Zahnpasten
- Trinkwasser
- Zahnlacken
- Kochsalz
- Fluortabletten

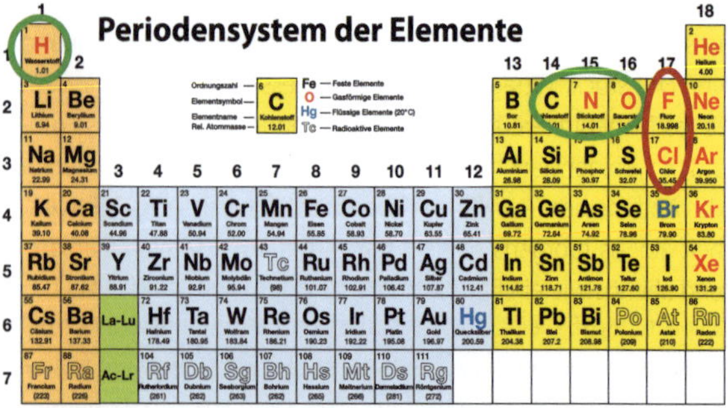

Wir Menschen sind N·O·C·H-Gaswesen.

Vorsicht! Wir haben zwei „böse" Nachbarn F und Cl, Fluor und Chlor, zwei sehr giftige Gase!

23. Säure-Basen-Haushalt, -Takte und -Balance

Wir Menschen sind basische Lebewesen. Bis auf Absonderungen unseres Körpers wie Urin und Schweiß, und bis auf das vor einer Menstruation besonders saure Scheidenmilieu und natürlich besonders bis auf die Magensalzsäure sind alle Flüssigkeiten unseres Leibes basisch resp. alkalisch. Sie weisen, ob Blut oder Lymphe, ob Gewebe oder Zellflüssigkeit, basische Werte von pH 7,2 bis 7,45 auf. Wir sind, was unsere Chemie angeht „Grenzgänger", deren pH-Werte der eben genannten Flüssigkeiten über den ganzen Tagesverlauf und auch von Region zu Region und von Organ zu Organ starke Schwankungen der pH-Werte, also der basischen oder sauren Säuregrade, aufweisen.

Das chemische Zentrum für diese Schwankungen respektive für unsere Säure-Basen-Balance ist der Magen. Für die Verdauung von Frühstück, Mittagessen und Abendessen sondert er Salzsäure ins Mageninnere ab. Das tut er besonders stark für das Frühstück, weniger stark für das Mittagessen und noch schwächer für das Abendessen. Aus diesem Phänomen leitet sich die Volksweisheit ab: „Iss morgens wie ein Kaiser, mittags wie ein Edelmann und abends wie ein Bettelmann!"

In der Nacht reinigt sich und entchlort sich der Körper, indem er dem Magen das Chlor für die Bildung der Salzsäure zur Verfügung stellt. Durch dieses Schöpfungsprogramm der nächtlichen Entchlorung und auch sonstigen Entsäuerung prägt sich im ersten Morgenurin ein besonders hohes Maß von Säure aus mit pH-Werten hinunter bis zu pH 5,0 oder sogar darunter bis schlimmstenfalls pH 4,4. Dieses Schwanken der pH-Werte des Urins beobachten wir über den ganzen Tag. Das sind die sauren Säure-Basen-Takte des Gesamtorganismus, die wir morgens von 5 bis 7 Uhr, dann wieder von 11 bis 13 Uhr und noch einmal von 17 bis 19 Uhr im Urin feststellen können.

Die Aufnahme von Lebensmitteln führt normalerweise, wenn die Nahrung denn hinreichend mineralstoffreich ist, zu einem mineralstoffreichen Basenschub, sodass wir nach Frühstück, Mittagessen und Abendessen Basenschübe beobachten. Der stärkste prägt sich nach dem Mittagessen ca. um 16 Uhr aus mit basischen Werten des Urins, die bis pH 7,5 reichen können.

Die NaturKunde rät zur Beobachtung dieser pH-Werte und empfiehlt eine Steuerung des Morgenurins auf ca. pH 6,5. Das erreicht man ohne Probleme, indem man möglichst viel Säuren aus Genussmitteln oder auch aus übertriebener körperlicher anaerober Muskelbeanspruchung vermeidet und gleichzeitig seinen Körper immer wieder basisch mit Kräutertee durchspült und ihn mit einer gesunden vegetarischen Ernährung reichlich mit Mineral- und Vitalstoffen versorgt. Nachts kann man sich auch helfen, wenn man entwe-

Der 24-stündige Säure-Basen-Takt

Säuren	Basen
1 Uhr: schwach	4 Uhr: schwach
7 Uhr: stark	10 Uhr: mäßig
13 Uhr: mäßig	16 Uhr: stark
19 Uhr: mäßig	22 Uhr: schwach

der Krämpfe in Fuß- und Unterschenkeln hat oder um sein Herz fürchtet, indem man mit basischen Strümpfen ins Bett geht.

Ein intakter Säure-Basen-Haushalt manifestiert sich in einem möglichst konstanten Wert von ca. pH 6,5 bis optimal pH 6,75 des Morgenurins. Bei Werten unter pH 6,0 ist davon auszugehen, dass der gesamte Organismus zu stark mit Säuren belastet ist und kontinuierlich weiterhin belastet wird. Bei derartig belasteten Geweben und Flüssigkeiten des eigenen Organismus sollte einmal über eine wochenlange Entsäuerungs- und Entschlackungskur mit den drei in dieser Fibel beschriebenen Schritten für eine problemlose Reinigung des Körpers nachgedacht werden.

Ganz sicher ist vor allen Dingen eine reichliche basenbildende Versorgung mit Vital- und Mineralstoffen angezeigt, gleichzeitig sicherlich der Verzicht auf manches wohlschmeckende süße, salzige oder energieverzehrende Genussmittel und besonders auch der Verzicht auf die in dieser Fibel beschriebenen Resorptionsbehinderer, allen voran Fluor, Chlor und Antibiotika.

Die Chlorierung des Körpers ist wegen der zwangsweisen Chlorierung des Badewassers in öffentlichen Badeanstalten allgegenwärtig. Jeder Atemzug bringt Chlorgas direkt ins Blut, damit natürlich auch direkt ins Gehirn. Deshalb darf das Schwimmen dementer oder an Alzheimer erkrankter Patienten in chloriertem Badewasser als sinnvolle Maßnahme der Regenerierung und Therapie hinterfragt werden, ist Chlor doch der direkte und damit gefährlichste Antagonist unseres Lebenselementes, des Sauerstoffes.

24. Gesunde Eltern, gesunde Schwangerschaft, gesunde Mutter und gesundes Kind

Immer mehr junge Paare haben Probleme, Kinder zu bekommen. Oftmals warten sie bis zum 30. oder sogar bis zum 40. Lebensjahr mit der Zeugung von Nachwuchs. Das tun sie im Glauben, dass ihr Körper auf Kommando genau das tue, was man von ihm verlangt. Weit gefehlt! Nach Jahrzehnten der Empfängnisverhütung ist der Organismus einer Frau nicht zwingend von einem Monat auf den anderen empfängnisbereit.

Die NaturKunde empfiehlt ratsuchenden Paaren wochenlange Reinigungs- und Stärkungskuren mit dem Trinken von täglich ein bis zwei Litern Kräutertee, mit einer überreichlichen Mineralisierung des Organismus zwecks Neutralisierung und Ausscheidung von Schadstoffen und zur Stärkung der ausscheidungsrelevanten Organe und gleichzeitig wochenlange basische Bäder und andere basische Applikationen, um möglichst viele Schadstoffe auch durch die Poren und Drüsen der Haut auszuscheiden.

Für den zeugungswilligen Mann ist sicherlich die überreichliche Versorgung mit Mineral- und Vitalstoffen von besonderer Bedeutung. Er sollte auch die Überwärmung seiner Hoden vermeiden, sei es durch zu enge Slips und Jeans und auch durch zu warm geheizte Autositze. Im Übrigen fängt die heutzutage zu beobachtende Zeugungsunfähigkeit vieler Männer bereits mit dem Tragen von Pampers im Babyalter an. Merke: Die Hoden mögen es kühl und nicht warm!

Demgegenüber benötigen die Ovarien der Frau reichlich Sauerstoff. Den gibt es durch Bewegung in Licht und Luft oder durch das Einsprühen der Ovarialbereiche mit energiereichem Sauerstoff.

Ist ein Kind unterwegs, dann ist ab sofort eine überreichliche Versorgung mit Vital- und Mineralstoffen angezeigt. Diese sorgt sowohl für das Heranwachsen eines gesunden Kindes als auch vermeidet sie ansonsten oft auftretende Probleme der Schwangerschaft. Das sind Verzehrsprobleme wie beispielsweise Schwangerschaftsstreifen oder Ablagerungen wie Cellulite oder ein starkes Anschwellen von Po und Oberschenkeln. Beobachtet werden in der Schwangerschaft auch Verlustprobleme wie Haarverlust oder Zahnverlust. Alle diese Symptome sind Folgen mineralischer Unterversorgung der schwangeren Frau. Deren Körper wird bei mineralischer Unterversorgung regelrecht entmineralisiert, weil sich Embryo und später Fötus aus den Schatzkammern der Mutter bedienen, um ihren eigenen Körper aufzubauen.

Weil während der Schwangerschaft die Menstruation ausfällt, praktiziert die schwangere Frau täglich Ersatzmensis, indem sie tagsüber basische Stulpen trägt, nachts hin und wieder basische Strümpfe, indem sie oft basische Fuß- und Vollbäder macht oder bei Bauchjucken basische Bauchwickel.

Diese Maßnahmen kontinuierlicher mineralischer Versorgung und gleichzeitig basischer Reinigung des Organismus lassen ein gesundes Kind heranwachsen, verschonen die Mutter vor möglichen Schwangerschaftsproblemen und münden in die komplikationslose Geburt eines gesunden und lebensfrohen Kindes.

25. Problemlos durch die Wechseljahre

Wir Menschen leben auf dem Planeten Erde, dem Planeten des ewigen Wechsels von Tag und Nacht, von Gezeiten und Temperaturen, von Leben und Tod, von Blühen, Werden und Vergehen. Dieser Gesetzmäßigkeit sind auch wir Menschen unterworfen. Wir sind jung und stark, dann erwachsen, dann alt, dann tot, nach dem Verständnis der NaturKunde „woanders".

Eine der schönsten Phasen unseres Lebens ist die der Jugend, verbunden mit den Freuden des Eros und des geschlechtlichen Verkehrs, bis die schöne Zeit der Fruchtbarkeit zu Ende geht, glücklicherweise nicht diejenige des Eros. Aber auch der Eros bleibt nicht ewig der Gleiche. Der junge Held ist plötzlich der alte liebe Opa. Die Positionen verkehren sich. Im Alter führt oft die Großmutter das große Wort und nicht mehr der liebe Opa. Da gilt es aufzupassen und möglichst viel Eros und gegenseitige Hilfe in den Lebensabend hinüberzuretten.

Ein ganz besonderes Phänomen ist der Wegfall der Menstruation. Auf diesem Felde entscheidet fundiertes Stoffwechselwissen über den mehr oder weniger glücklichen Verlauf der Gesundheit.

Wegfall der Menstruation bedeutet, dass bislang ausgeschiedenene Schadstoffe im Organismus der Frau verbleiben. Denken wir an den klugen Spruch der Hildegard von Bingen: „Die Frau scheidet einmal im Monat ihre schlechten Säfte aus!". Schlechte Säfte, dieses Phänomen bezeichnen wir heute als

Säuren. Mit der Zurückhaltung dieser Säuren und Schadstoffe zeigt sich sehr bald, zu welchem Stoffwechseltyp die betroffene Frau gehört. Ist sie eine Ablagerin, dann prägt sich bald Gewichtszunahme aus. Ist sie eine Strukturverzehrerin, dann altert ihre Haut, ergraut ihr Haar, leidet sie an Osteoporose, Haarverlust und Zahnverlust. Oder ist sie eine Ausscheiderin, dann prägt sich ein Offenes Bein aus, oder es zeigen sich Warzen, Altersakne oder andere unerfreuliche Ausscheidungsphänomene.

Dabei ist es so einfach, alle diese Wechseljahressymptome zu vermeiden. Der Chemismus der jahrzehntelangen Menstruation ist geschickt und gekonnt fortzusetzen, was die NaturKunde Ersatzmensis nennt. Täglich werden ein bis zwei Liter basischer Kräutertee getrunken. Täglich wird der Organismus reichlich mit stärkenden Vital- und Mineralstoffen versorgt. Und täglich wird basische Körperpflege mit basischen Fuß- und Vollbädern praktiziert, oder basische Wickel werden dort appliziert, wo es juckt, brennt oder schmerzt.

Wichtig ist die Beobachtung der Säuregrade des Morgenurins. Dieser sollte immer um pH 6,5 schwanken, also zwischen pH 6,3 und pH 6,75. Bei diesen Werten ist gewährleistet, dass der Säure-Basen-Haushalt in Ordnung bzw. leicht basenüberschüssig ist. Bei niedrigeren Werten sollte sowohl die basenbildende Mineralstoffversorgung erhöht als auch Säuren und Schadstoffe ableitende Maßnahmen der basischen Fuß- und Vollbäder und der basischen Wickel für die Entsäuerung und allgemein für die Entgiftung des Organismus intensiviert werden.

26. Sinnvolle Körperpflege

Die NaturKunde betrachtet unseren Körper als das intelligenteste, integerste und loyalste Geschenk der Schöpfung an unsere geistige Dimension, an unser Zwiegespann von Geist und Seele, an unser Geseel. Wir können stolz und glücklich sein, zu den Auserwählten der Schöpfung zu zählen, die es wert waren, ein derartig wertvolles Geschenk zu empfangen. Wir sollten dafür nicht nur dankbar sein, sondern wir sollten dieses Geschenk auch ein Leben lang hegen und pflegen, damit wir und unsere Mitmenschen lange Freude an der Gesundheit und Leistungsfähigkeit dieses Körpers haben und damit wir in der Lage sind, auch möglichst vielen anderen Menschen helfen zu können.

Die NaturKunde unterscheidet die innerliche und die äußerliche Körperpflege. Sie definiert den Menschen als basisches Lebewesen, weil die wichtigsten Flüssigkeiten der Gewebe, wie beispielsweise die Bindegewebsflüssigkeit, aber auch wie Blut und Lymphe, basische Werte von ca. pH 7,2 bis maximal pH 7,45 aufweisen. Der basischste Wert von pH 8,5 wird im Fruchtwasser werdender gesunder Mütter gemessen. Dieses Phänomen mag uns die Wichtigkeit der Alkalität für die innere Körperpflege zeigen.

Es ist lebenslang von Wichtigkeit, die Alkalität der eben genannten Flüssigkeiten und Gewebe durch eine kontinuierliche Mineralstoffzufuhr zu gewährleisten, sind es doch die Mineralstoffe, die in der Chemie als Basenbildner gelten. Sie sind für die Alkalität von Blut, Lymphe und Gewebs- sowie Zellflüssigkeiten verantwortlich. Wir haben daher unseren Organismus ein Leben lang mit ein wenig Obst und mit ganz viel möglichst frischem Gemüse zu versorgen, aber auch mit Samen und Nüssen, die ebenfalls viele Mineralstoffe enthalten. Mineralstoffe bilden in wässriger Lösung Laugen. Diese Laugen sind die Grundessenz einer jeden Alkalität.

Wir haben unseren Körper ein Leben lang mit basischem Kräutertee und basischen Gemüsesäften zu durchspülen, damit sich in Geweben und Gefäßen keine Ablagerungen bilden. Der Imperativ der NaturKunde heißt: „Haltet Eure Schläuche sauber!". Das Trinken von Kräutertee und Gemüsesäften ist die moderate und kontinuierlich anzuwendende Körperpflege der einerseits Reinhaltung, andererseits auch der mineralischen Versorgung. Es gibt auch drastische Spülungen, sei es des Enddarmes oder der Vagina. Auch diese sollte man mit basischem Kräutertee durchführen.

Die kontinuierliche innerliche Regenerierung erfolgt über eine basenüberschüssige und auch omnimolekulare Ernährung. Diese ist je nach Verdauungstyp, auf Grund der unterschiedlich starken Ausprägung von Pankreas, Leber und Magen zu modifizieren. Auf die Diversität, damit auf die Omnimolekularität der Ernährung ist besonderer Wert zu legen, sind doch die meisten Elemente des Periodensystems an der Iso-Ionie unserer stofflichen Zusammensetzung beteiligt. Wir essen also bunt und vielfältig quer durch den Gemüse- und Obstgarten, je nach Verträglichkeit roh, gekocht, gebacken oder gebraten.

Auf den Magen bezogen, essen wir lieber etwas zu wenig als etwas zu viel. Unsere Hauptmahlzeiten sind das Frühstück, danach das Mittagsessen und ganz zum Schluss das Abendessen.

Äußerlich pflegen wir unseren Körper reinigend, pflegend und sich bewegend. Wie von jeder Zelle unseres Organismus und vor allen Dingen unserer Haut im Mutterleib im stark basischen Fruchtwasser gelernt, praktizieren wir die Reinigung unseres Organismus und unserer Haut und unserer Schleimhäute mit basischen Werten von nach Möglichkeit ca. 8,5 in Analogie zum Fruchtwasser der werdenden Mutter. Diese reinigende Pflege praktizieren wir mit basischen Dusch- und Vollbädern, basischen Gels zur Reinigung des Haarbodens, mit basischen Wickeln, Stulpen, Strümpfen, Peelings und anderen basischen Applikationen und Anwendungen.

Die Alkalität entzieht dem Körper auf der Basis des Weltgesetzes des Konzentrationsausgleiches Säuren und Gifte durch die Haut. Dabei erfolgt dessen Reinigung von wasserlöslichen Schadstoffen durch die Schweißdrüsen und von fettlöslichen Schadstoffen durch die Talgdrüsen.

Besonders effektiv ist die Kombination von innerlicher Reinigung mittels basischer Kräutertees bei gleichzeitiger Anwendung lange dauernder basischer Bäder. Ein derartiges Prozedere praktiziert und empfiehlt die NaturKunde als das von ihr geschaffene Marathonbaden. Dieses kann bis zu zwei oder sogar vier Stunden dauern, sieht jede halbe Stunde das Trinken von 200 ml Kräutertee vor, jede halbe Stunde eine Pause mit

einer folgenden Bewegungseinheit, dann wieder Kräutertee, Mineralstoffe und Baden im basischen Vollbad.

Jede halbe Stunde gibt es ein omnimolekulares reichhaltiges Mineralstoffangebot zur Stärkung der ausscheidungsrelevanten Organe. Gleichzeitig wird während des Marathonbadens die Haut gebürstet, vor allen Dingen unter den Nägeln, aber auch die ausscheidungsrelevanten Unterarme und Unterschenkel, auch der Po und der Rücken und mit besonders zarten Bürsten das Gesicht hinunter in die beiden Achselhöhlen.

Bei der Pflege mit Cremes und Lotionen denkt die NaturKunde an schwach saure Werte von pH 6,5 bis 6,75 als identisch mit den von ihr postulierten physiologisch optimalen pH-Werten der Oberhaut.

Für die Bewegung postuliert die NaturKunde den Verzicht auf anaerobe Übertreibungen. Sie rät jedoch auch für den modernen Büroarbeiter zu regelmäßigen oder wenigstens sporadischen Bewegungen des Gehens, der Kniebeugen, des Hüpfens o. a.

Zitate und Aphorismen

Seit Jahrtausenden haben kluge vor uns inkarnierte Geister aller Völker Weisheiten artikuliert, die uns wegen ihrer Tragweite und Richtigkeit bis heute beeindrucken. Diese Erkenntnisse sind wahre „Dichtung", weil sie Grundweisheiten unseres menschlichen Seins in manchmal einem einzigen Satz auf den Punkt bringen. Zu Ihrem hoffentlich Lesevergnügen drucken wir in dieser Fibel viele interessante Zitate, Sprüche und Aphorismen und auch die Hermetischen Lehrsätze aus den Tempeln des Alten Ägypten ab.

Die Hermetischen Lehrsätze

Das All ist Geist. Das Universum ist geistig.
Allem Existierenden liegt eine geistige Kraft zugrunde.
Nichts ist in Ruhe. Alles bewegt sich. Alles ist in Schwingung.

Der Anfang aller Dinge und Prozesse sind Wille und Information.
Alles altert, verjüngt sich, bleibt.
Das Naturgesetz heißt: Ständige Wiederkehr.

Wie oben so unten. Wie unten so oben.
Wie im Großen so im Kleinen. Wie im Kleinen so im Großen.

Alles hat sein Paar von Gegensätzlichkeiten.
Gegensätze sind identisch in ihrer Wesensart,
nur verschieden im Grad. Extreme berühren sich.
Alle Wahrheiten sind nur halbe Wahrheiten.

Alle Dinge steigen und fallen. Das Schwingen des Pendels zeigt sich in allem. Das Maß des Schwunges nach rechts ist das Maß des Schwunges nach links.

Jede Ursache hat ihre Wirkung, jede Wirkung ihre Ursache.
Alles geschieht gesetzmäßig.
Zufall ist nur der Name für ein unbekanntes Gesetz.

Alles fließt ein, und alles fließt aus. Alles hat seine Gezeiten.

Geschlecht ist in allem.
Alles hat männliche und weibliche Prinzipien.
Geschlecht offenbart sich auf allen Ebenen.

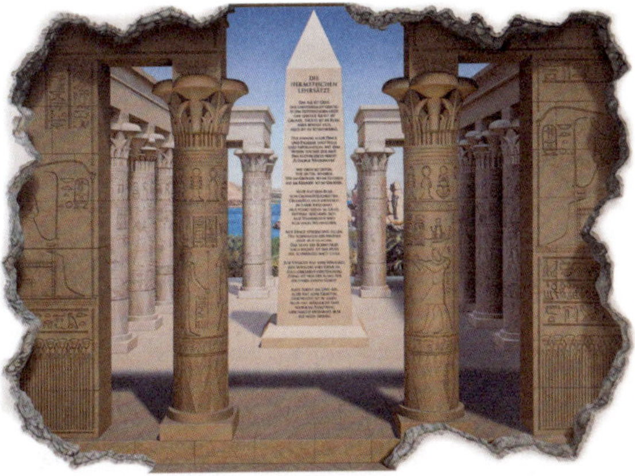

Dieses Wandbild mit einer Fläche von 5 x 3 m hat Steffen Jünemann gemalt. Der Obelisk zeigt uns die Hermetischen Lehrsätze.

Zitate und Aphorismen

Hütet Euch vor den giftigen Säuren!
Hippokrates

Treibe reichlich Sport, und zwar die verschiedenen Disziplinen. Laufe, wobei die Strecke allmählich zu steigern ist.
Hippokrates

Bewegung ist die beste Medizin.
Friedrich Ludwig Jahn

Gesundheit erflehen sich die Menschen von den Göttern. Dass es in ihrer Macht liegt, sie zu bewahren, daran denken sie nicht.
Demokrit

Wie unglücklich ist die Natur des Menschen! Kaum ist der Geist zur Reife gelangt, so beginnt der Körper schwächer zu werden.
Montesquieu

Die Natur versteht keinen Spaß. Sie ist immer wahr,
immer ernst, immer strenge, sie hat immer recht,
und die Fehler und Irrtümer sind immer des Menschen.
Goethe

Die Gesundheit wird aufrechterhalten durch die Kenntnis des Körpers und die Beobachtung dessen, was zu nützen und zu schaden pflegt.
Cicero

Gesundheit beginnt im Kopf.
Seneca

Wann werdet ihr endlich einsehen, dass nicht Gott Krankheit, Leiden und Niedergang über uns schickt, etwa um uns zu strafen, sondern dass unsere Blindheit und unser ahnungsloser Ungehorsam gegen seine Gesetze dieses Unheil werden lassen.
Maximilian Bircher-Benner

So wie das Licht der Kerze brennt, so lebt der Mensch:
Brennt die Kerze mit großer Flamme, so erlischt sie bald.
Isst der Mensch immer reichlich, so stirbt er früh.
Alles, was sich schnell verzehrt, geht schnell zugrunde.
Alte chinesische Weisheit

Wenn Du nicht bereit bist, Dein Leben zu ändern, kann Dir nicht geholfen werden.
Hippokrates

Die Ernährung ist nicht das Höchste im Leben, aber sie ist der Nährboden, auf dem das Höchste gedeihen oder verderben kann.
Maximilian Bircher-Benner

Alles ist gut, wie es aus den Händen der Natur kommt.
Goethe

Gesundheit ist ein Zustand, den man nur durch Krankheit schätzen lernt.
Georg Christoph Lichtenberg

Wer sich richtig ernährt, der braucht keine Arznei; wer sich falsch ernährt, dem hilft keine Arznei.
Hippokrates

Die richtige Kombination vieler Nährstoffe verspricht die größten gesundheitlichen Erfolge. – Dagegen ist die Kombination vieler Arzneimittel eine große Gefahr. Je mehr Arzneimittel genommen werden, desto schwerer sind die Wechselwirkungen zu überblicken.
Sir William Osler

Menschen, die Arzneimittel nehmen, müssen doppelt genesen; einmal von ihrer Krankheit und einmal vom Arzneimittel.
Sir William Osler

Wir haben die Natur verlassen, nicht die Natur uns!
Es ist nicht genug zu wissen, man muss es auch anwenden.
Es ist nicht genug zu wollen, man muss es auch tun!
Goethe

Übersäuerung ist die ursächliche Grundlage aller chronischen Krankheiten.
Dr. Renate Collier

Gesundheit ist nicht alles, aber ohne Gesundheit ist alles nichts!
Arthur Schopenhauer

In der notwendigen Menge ist jeder Stoff Gift oder Arznei.
Paracelsus

Während unserer Inkarnation verleben wir unsere Lebenskraft. Das Jenseits schenkt sie uns zurück für das nächste Leben.

Peter Jentschura

Der Mensch hat dreierlei Wege klug zu handeln:
Durch Nachdenken – der edelste, durch Nachahmen – der leichteste, durch Erfahrung – der bitterste.

Konfuzius

So einer Gesundheit sucht durch dich, so frage ihn, ob er willens ist, die Ursachen seiner Krankheiten in Zukunft zu meiden; nur dann darfst du ihm helfen.

Sokrates

Europas Schicksal entscheidet sich in der Küche!

Friedrich Nietzsche

Das Mittel ist oft schlimmer als die Krankheit.

Theodor Fontane

Die Liebe, welch süßer Dunst. Die Ehe, – das ist die Kunst!

Theodor Storm

Stichwortverzeichnis